Le Petit Garçon au Nez Très Bouché

Kelley Richardson

traduit par Stéphane Montaubin

ISBN : 979-8-9884694-1-4

PREMIÈRE ÉDITION

Pour Finn
et ton infinie patience alors que nous
cherchions à comprendre les causes
profondes de la congestion chronique.
Merci pour ta volonté de partager tes
expériences afin d'aider les enfants du monde
entier à mieux respirer, dormir et rêver.

À tous les autres enfants souffrant de
congestion et de sommeil agité... respirez-
vous par la bouche ?

PS : Essaie de trouver la balle de baseball à
chaque fois que tu tournes la page.

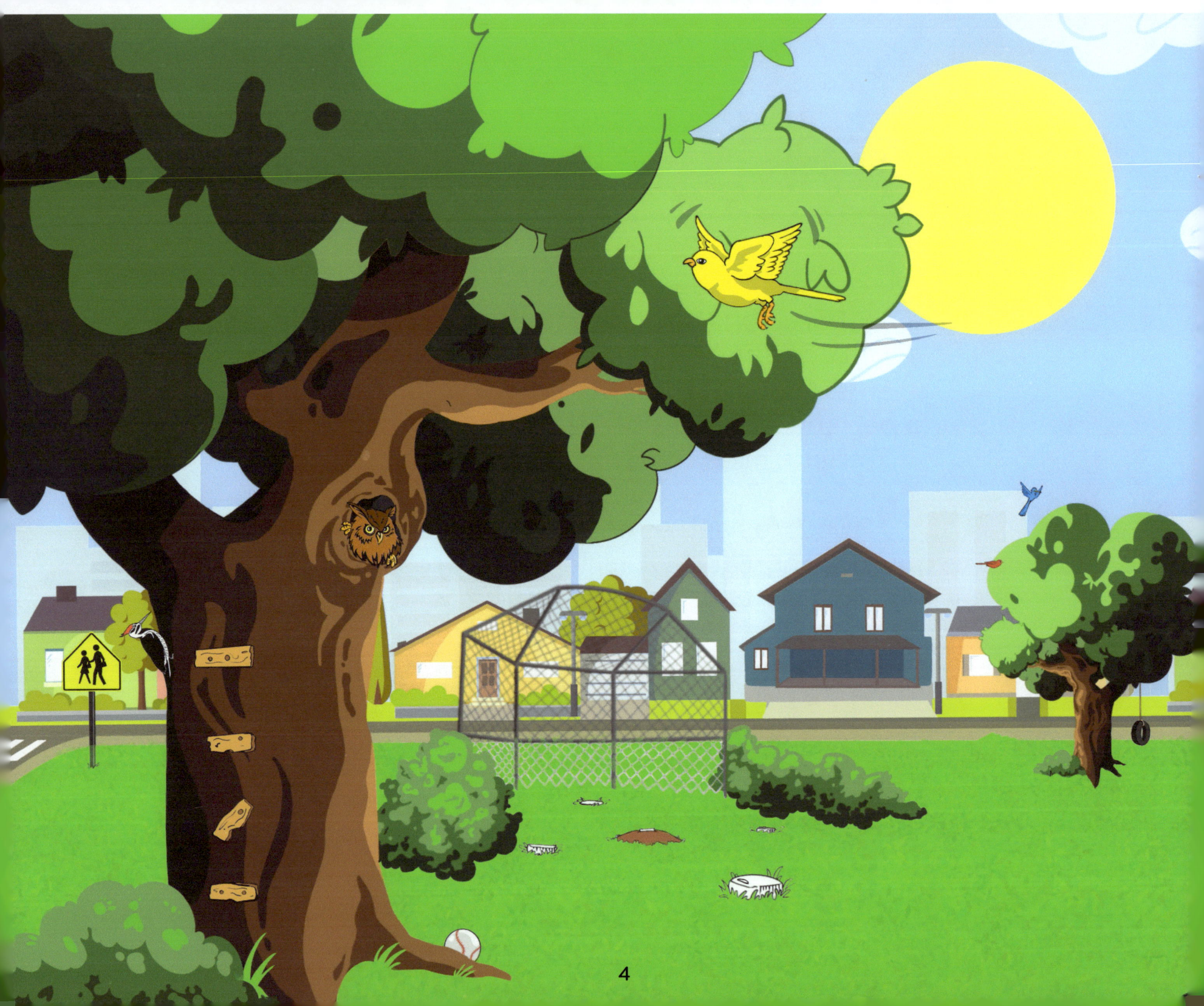

4

Finn avait le nez BOUCHÉ depuis très, très LONGTEMPS.

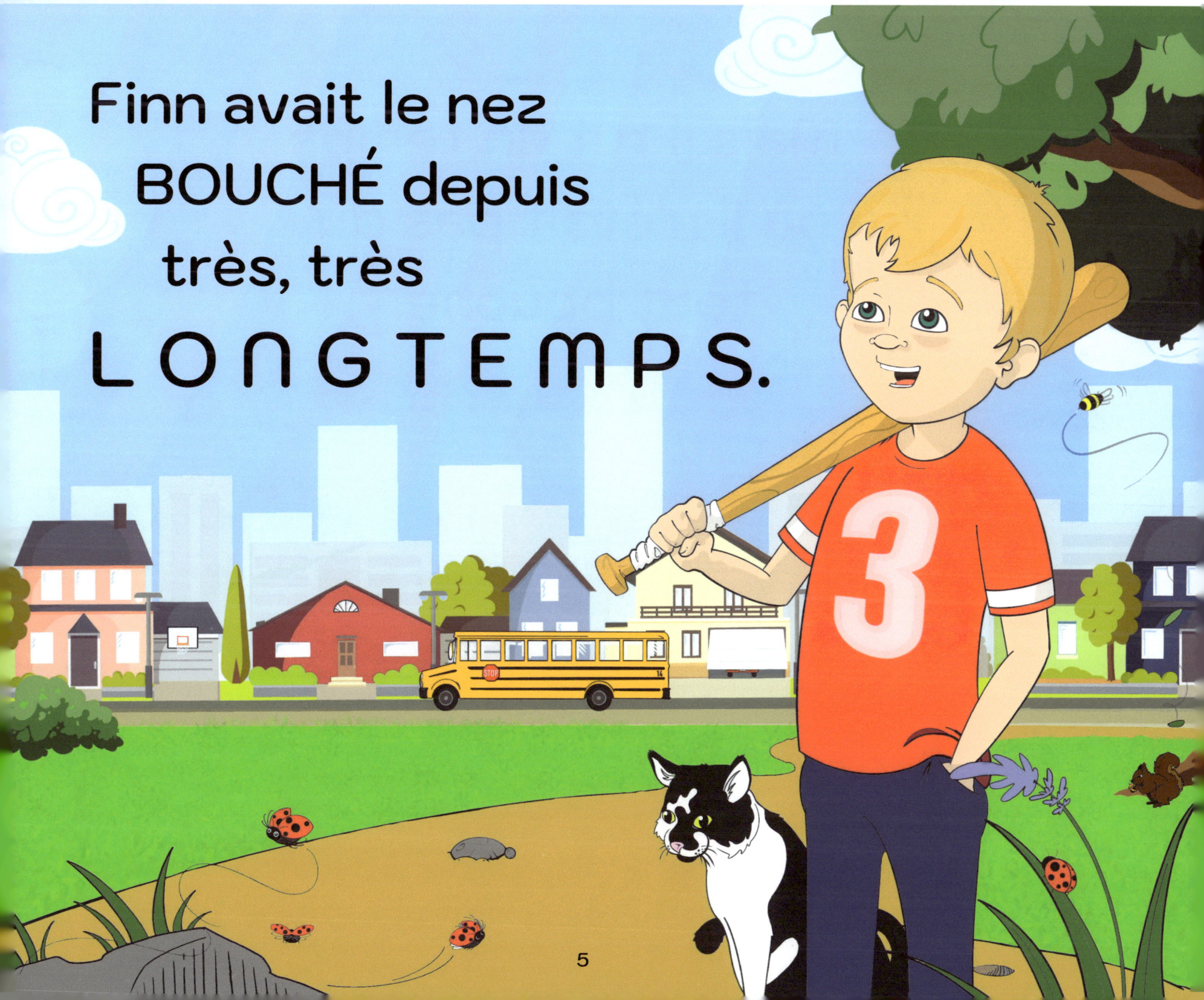

Mais il fut un temps
où il n'était pas du
tout bouché.

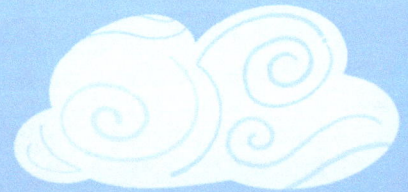

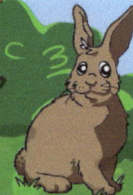

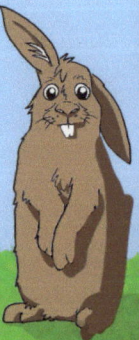

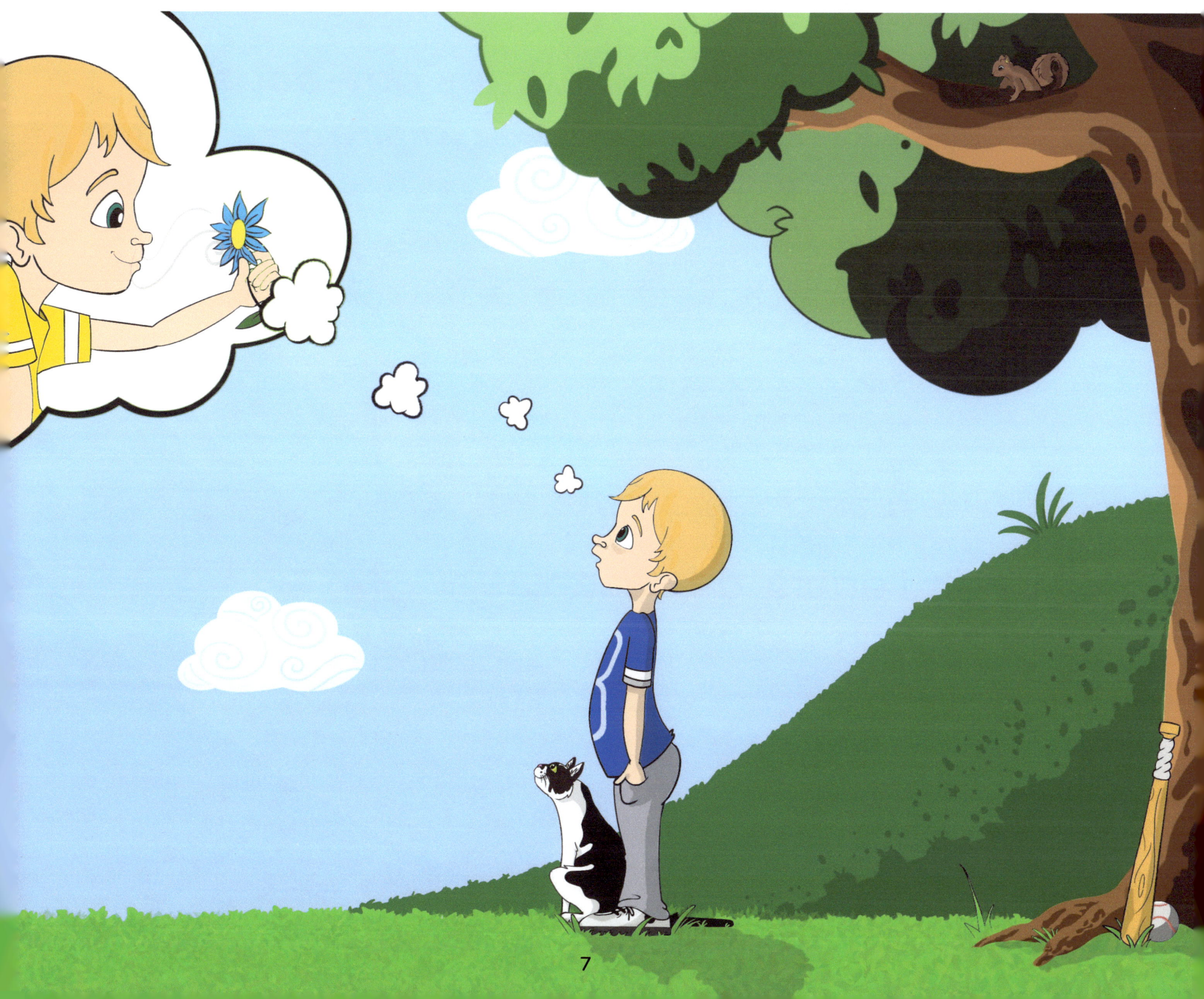

Un temps où il pouvait sentir les hot-dogs cuire lors du festival d'automne

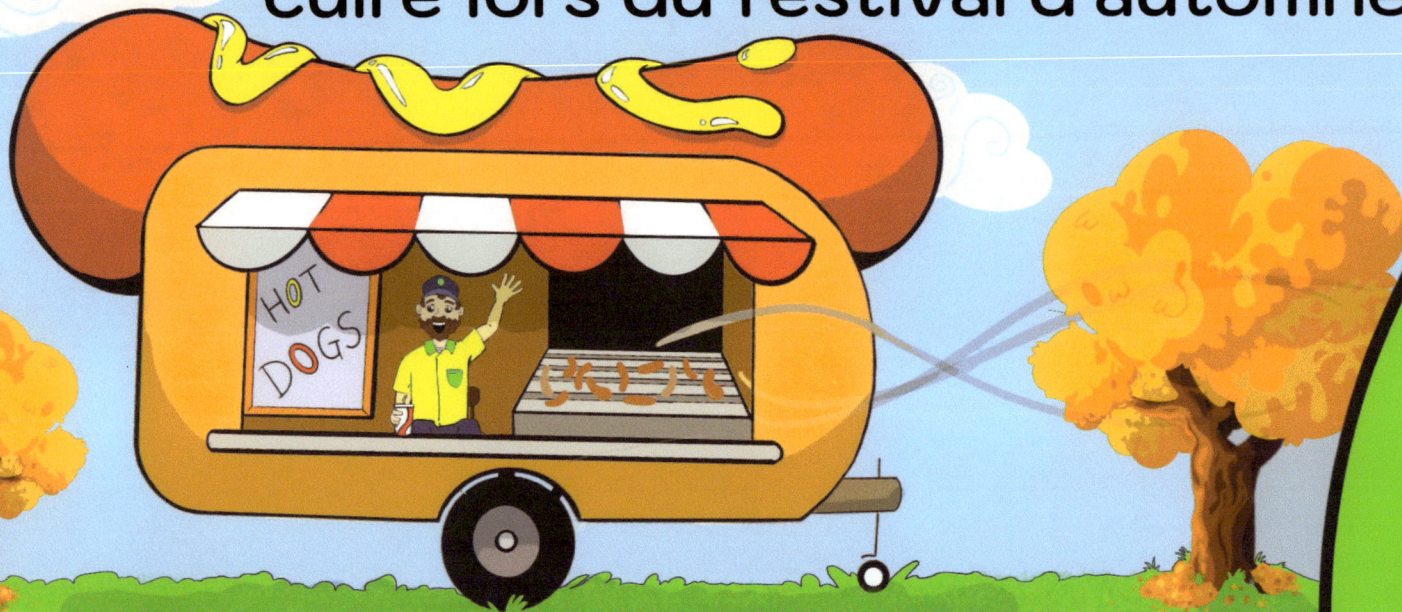

et l'odeur du chocolat chaud en hiver

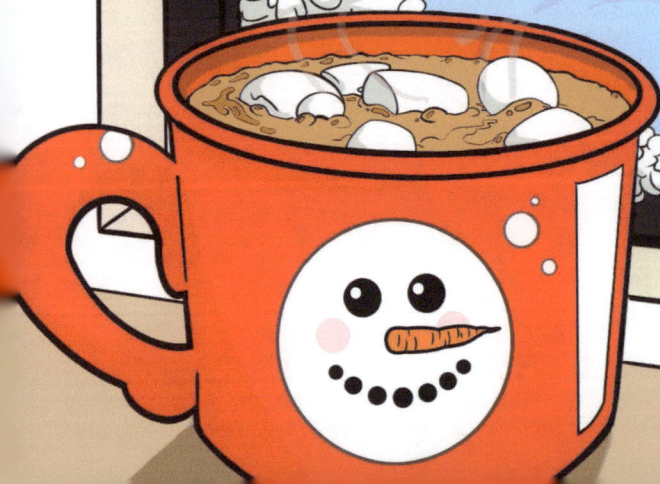

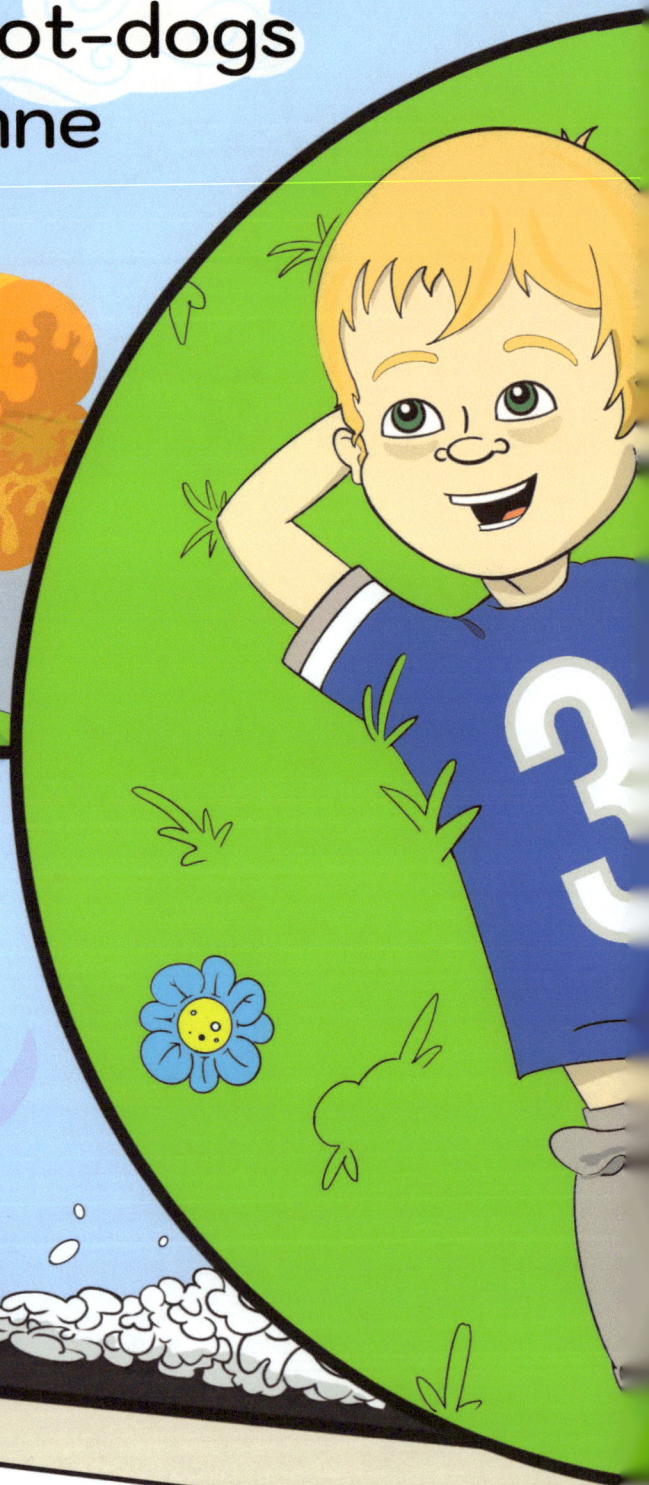

et le parfum des fleurs en éclosion au printemps

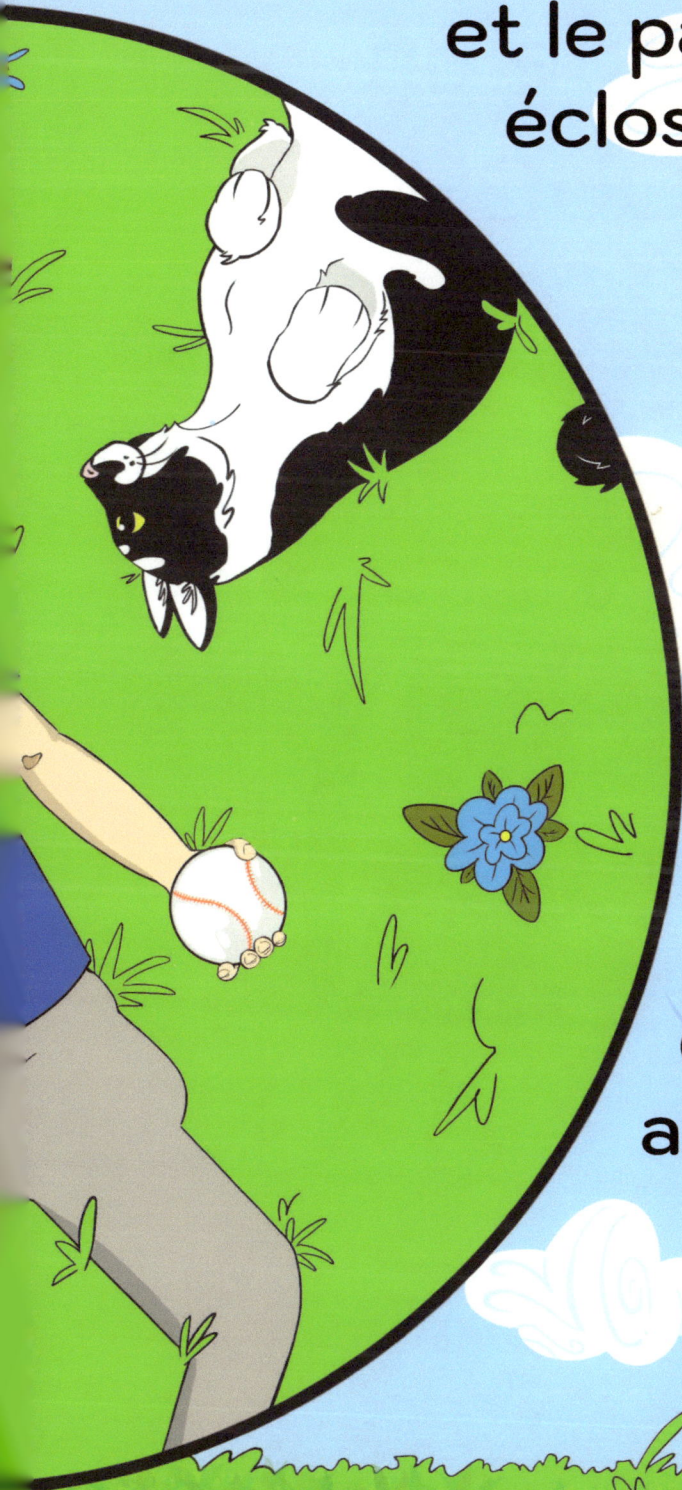

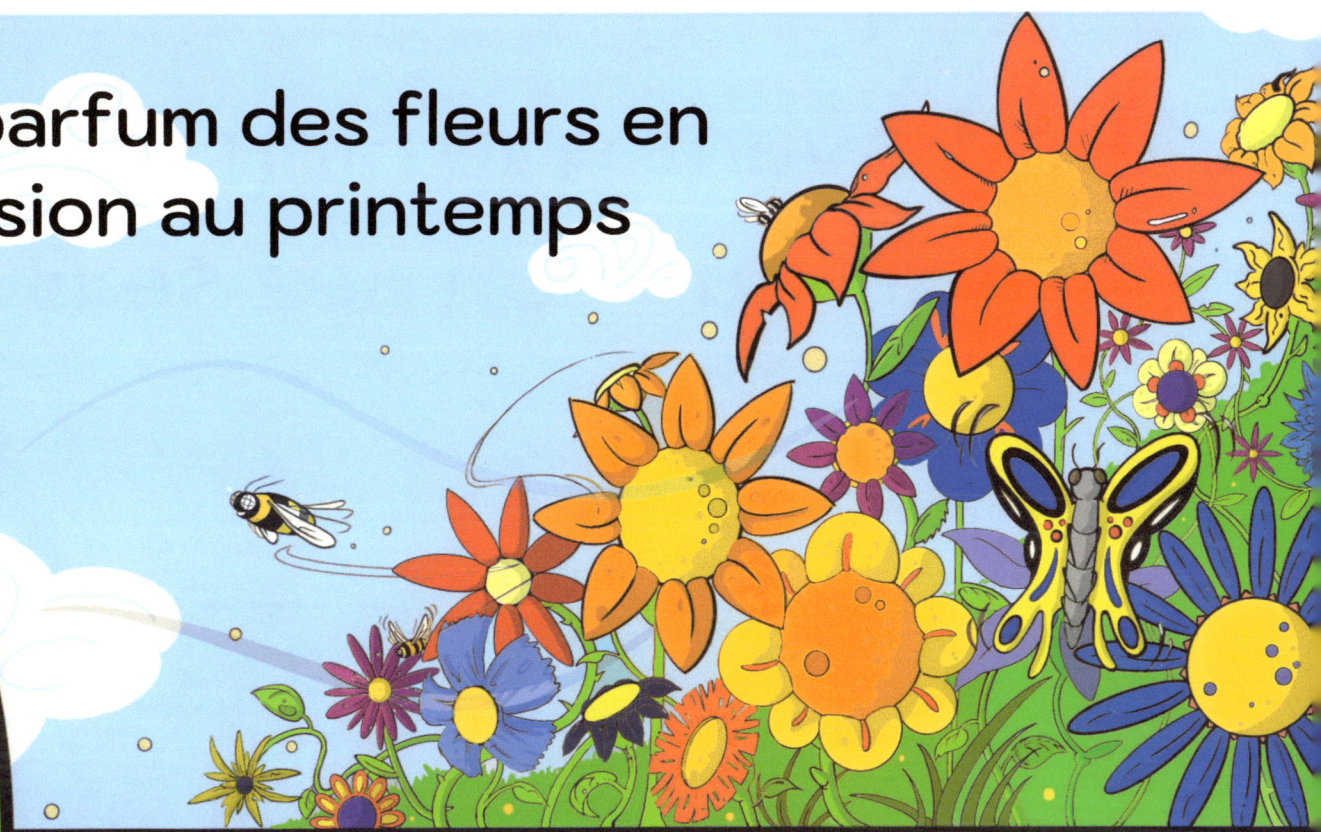

et même l'odeur des chaussettes puantes en été après une partie animée de foot.

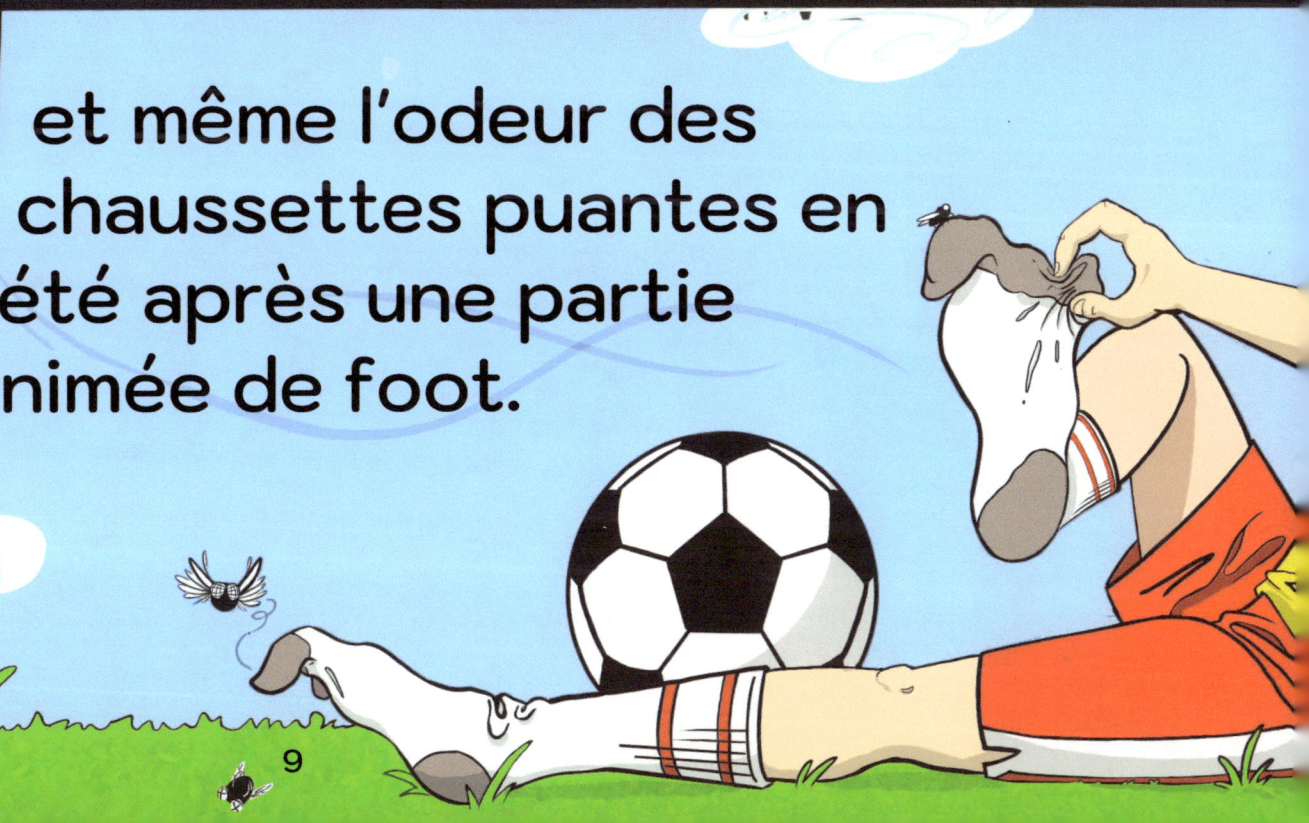

C'était avant que Finn attrape un rhume et que son nez se BOUCHE.

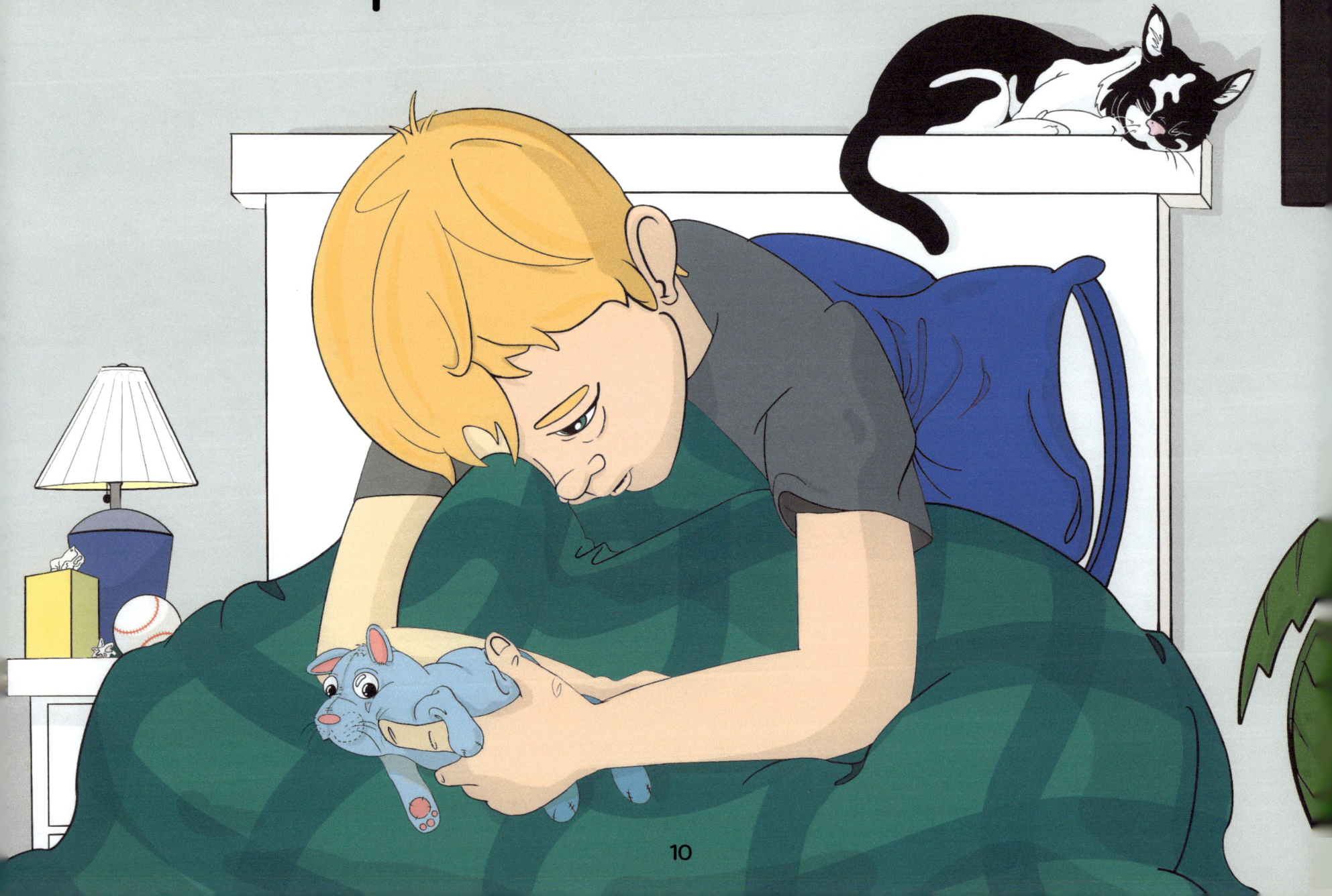

Il était devenu de plus en plus DIFFICILE DE RESPIRER par le nez.

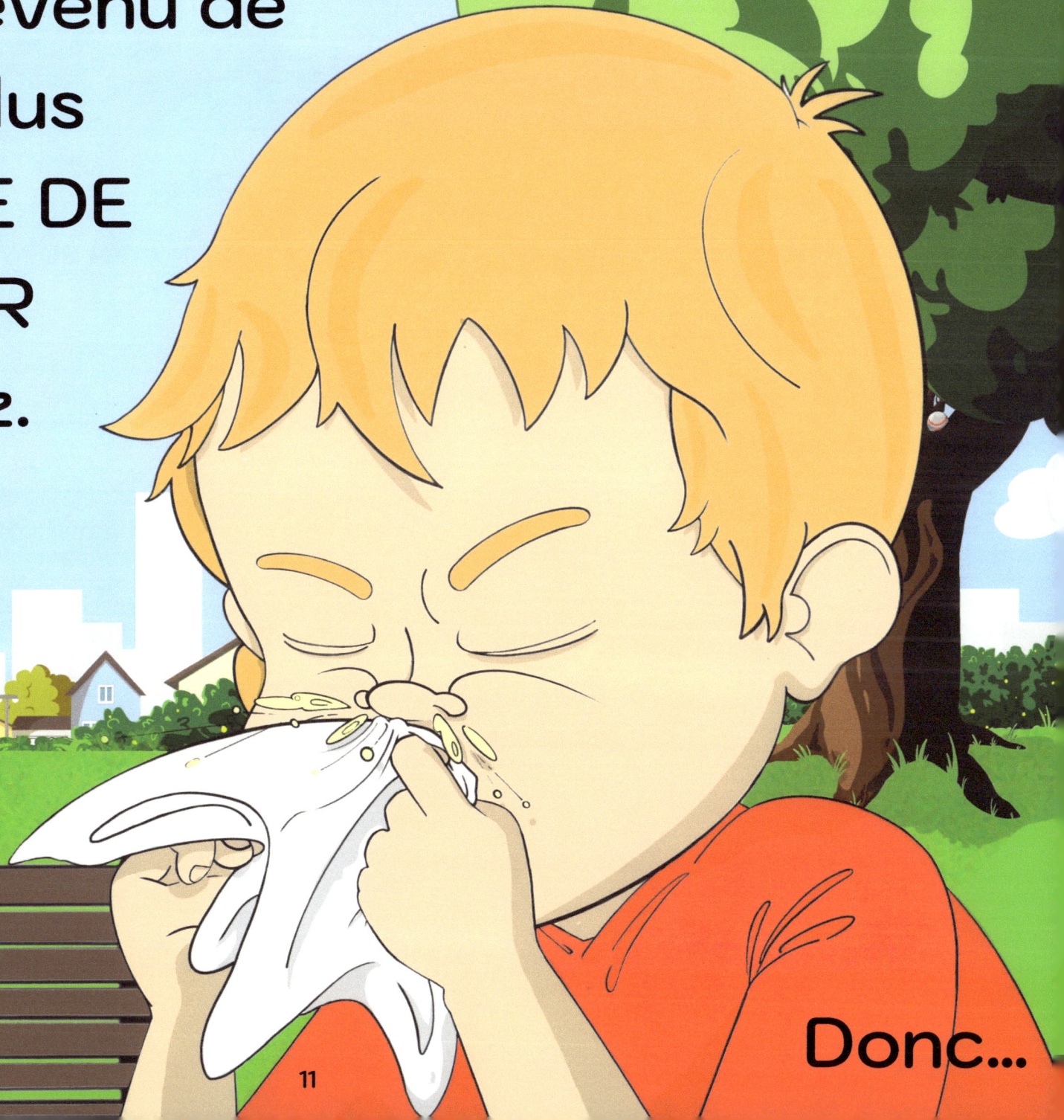

Donc...

11

Il avait alors OUVERT GRAND la bouche pour respirer. Cela lui semblait être une bonne idée.

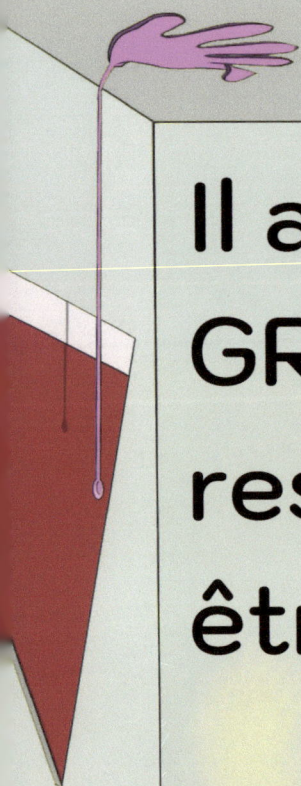

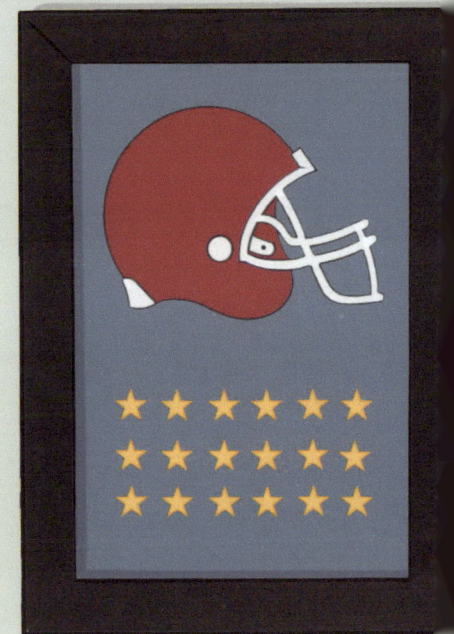

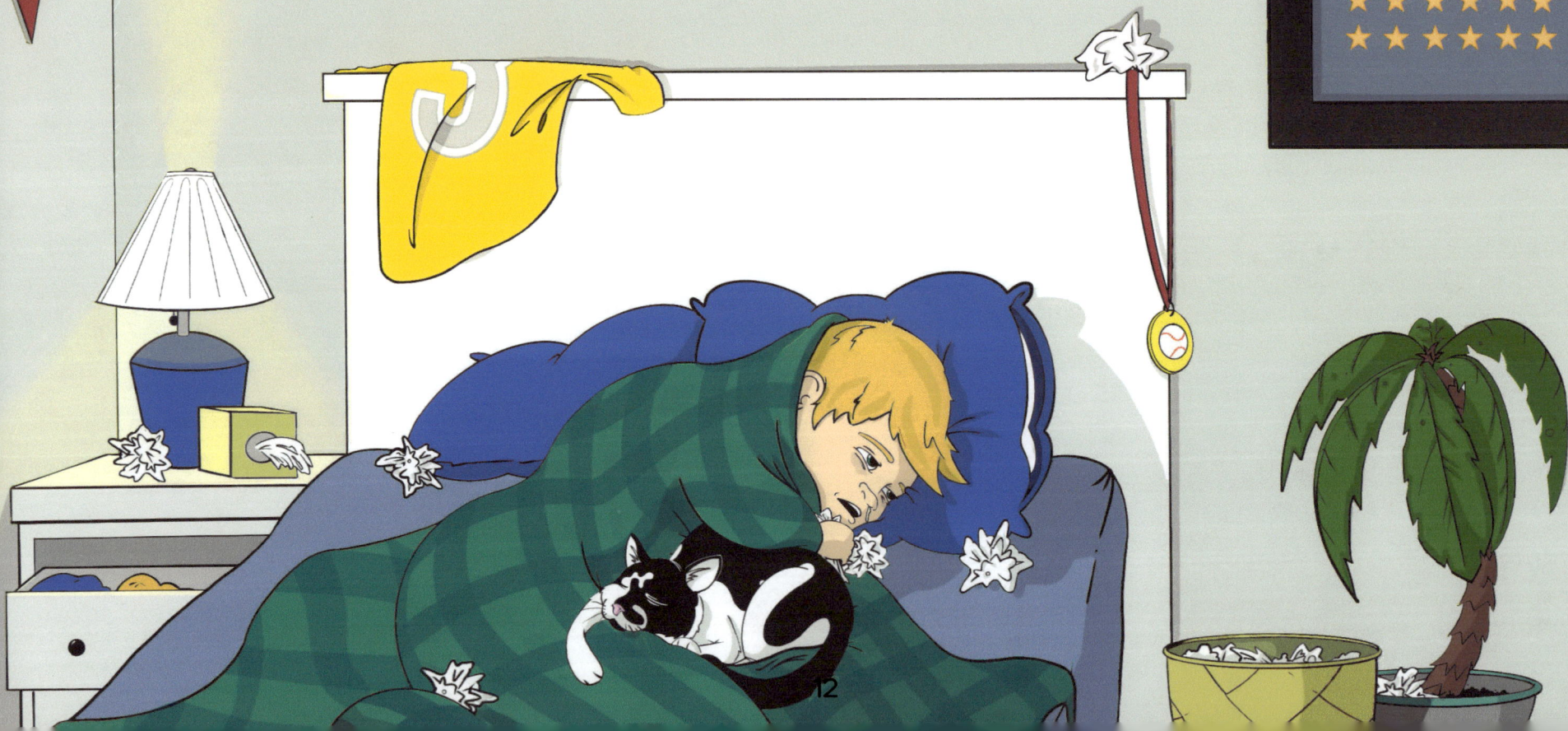

Sa bouche était

GRANDE

et

LARGE

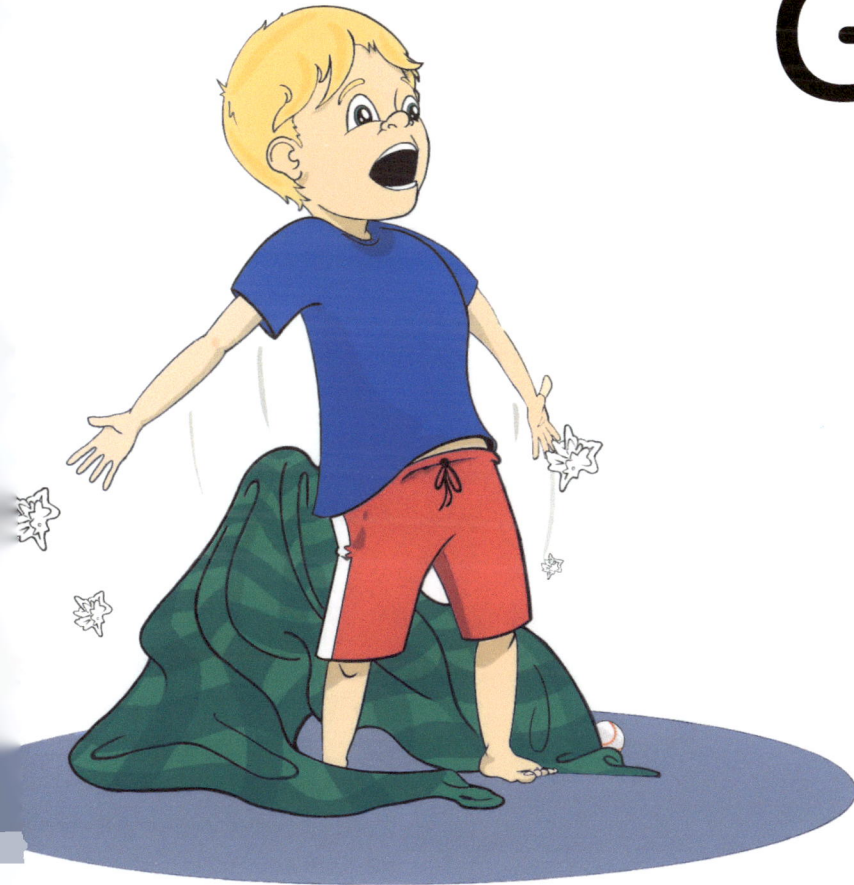

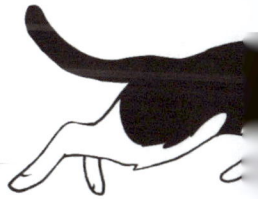

et il pouvait y faire entrer
BEAUCOUP d'air.

Ainsi, même après son rhume, il a continué à respirer par la bouche.

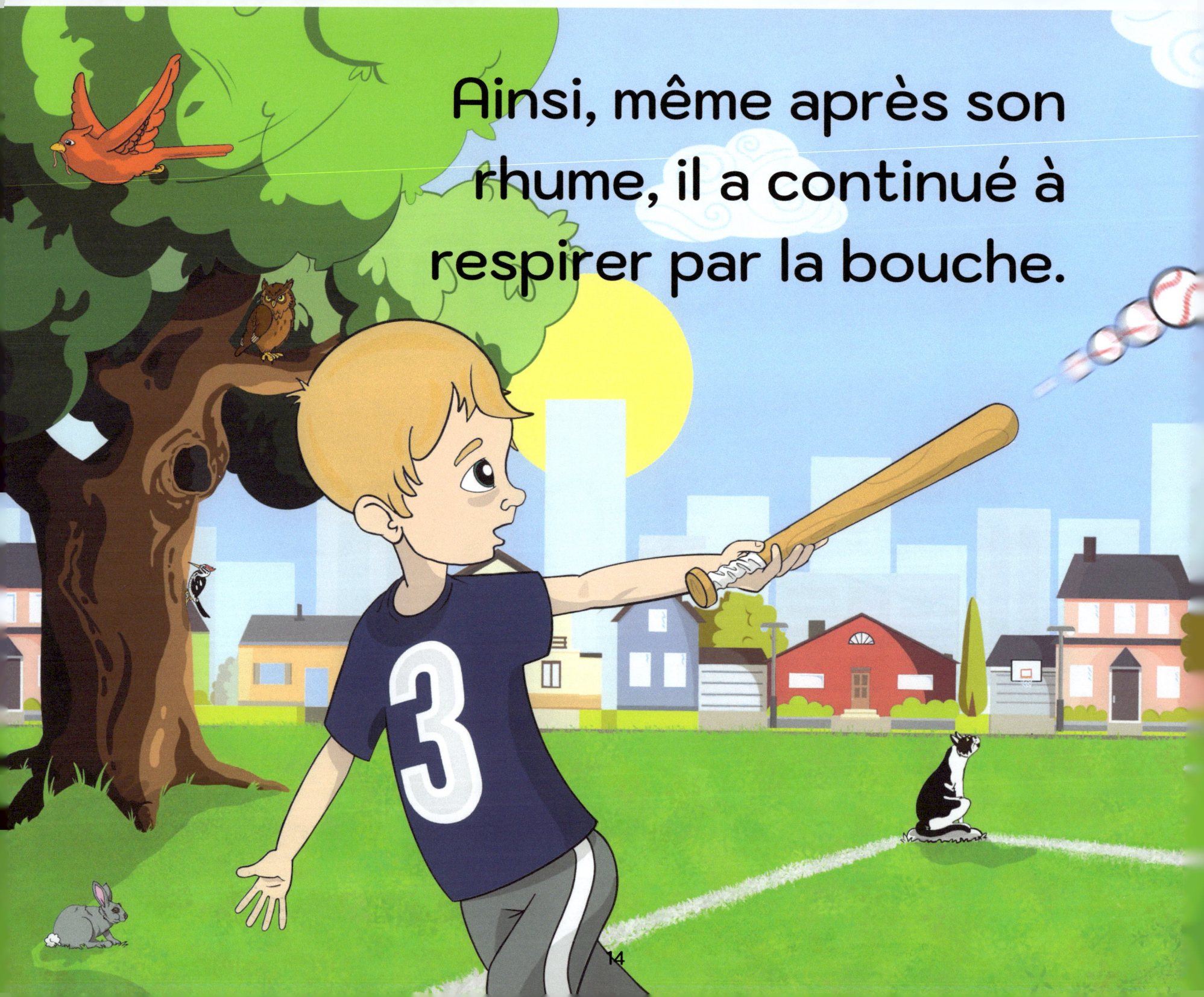

Et même si son rhume était terminé, le nez de Finn était toujours BOUCHÉ.

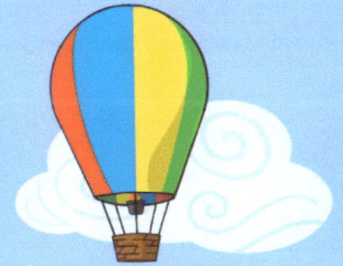

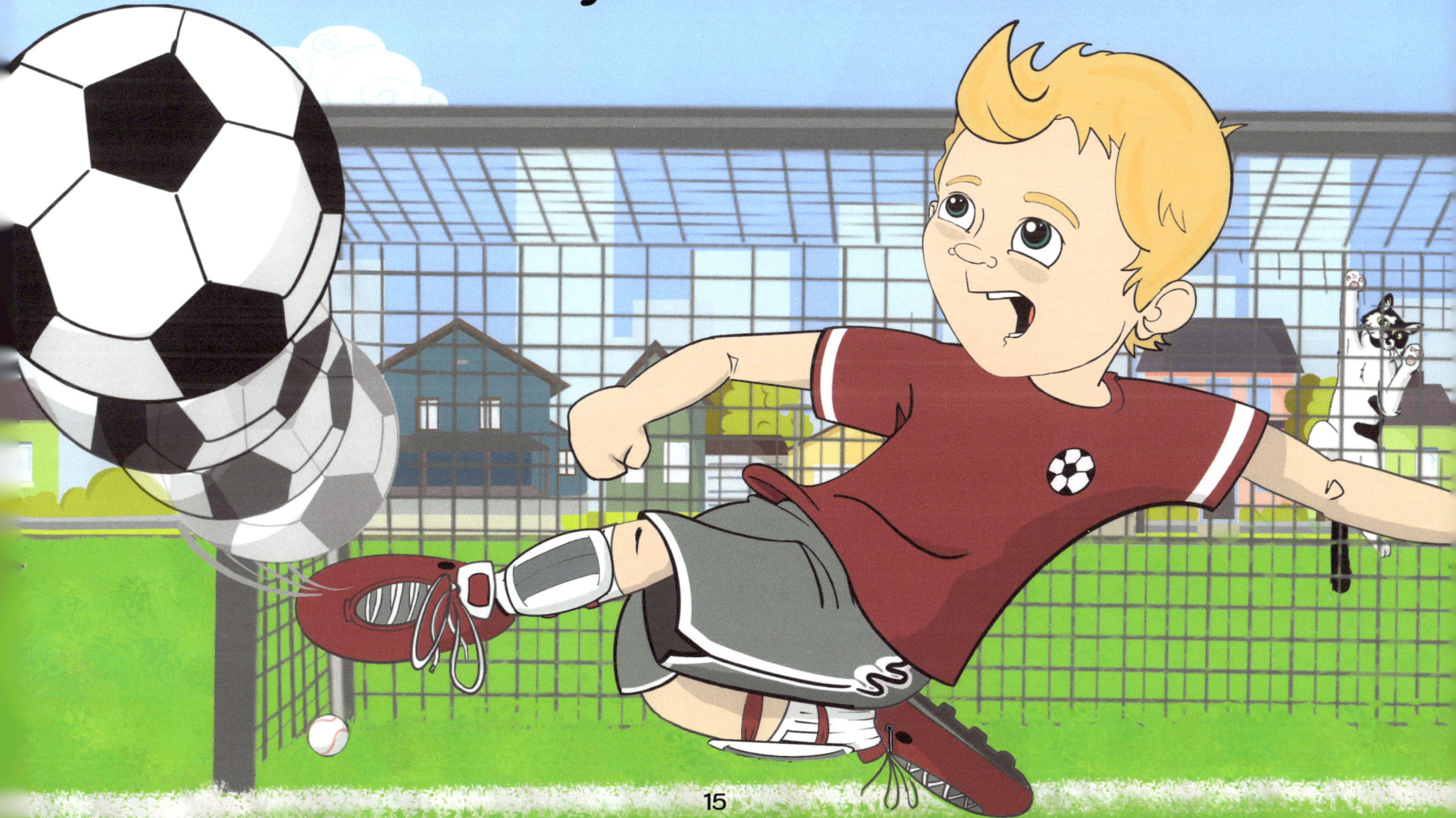

Puis, un jour au festival d'automne, Finn a vu le stand de hot-dogs et s'est rendu compte qu'il lui manquait l'odeur...

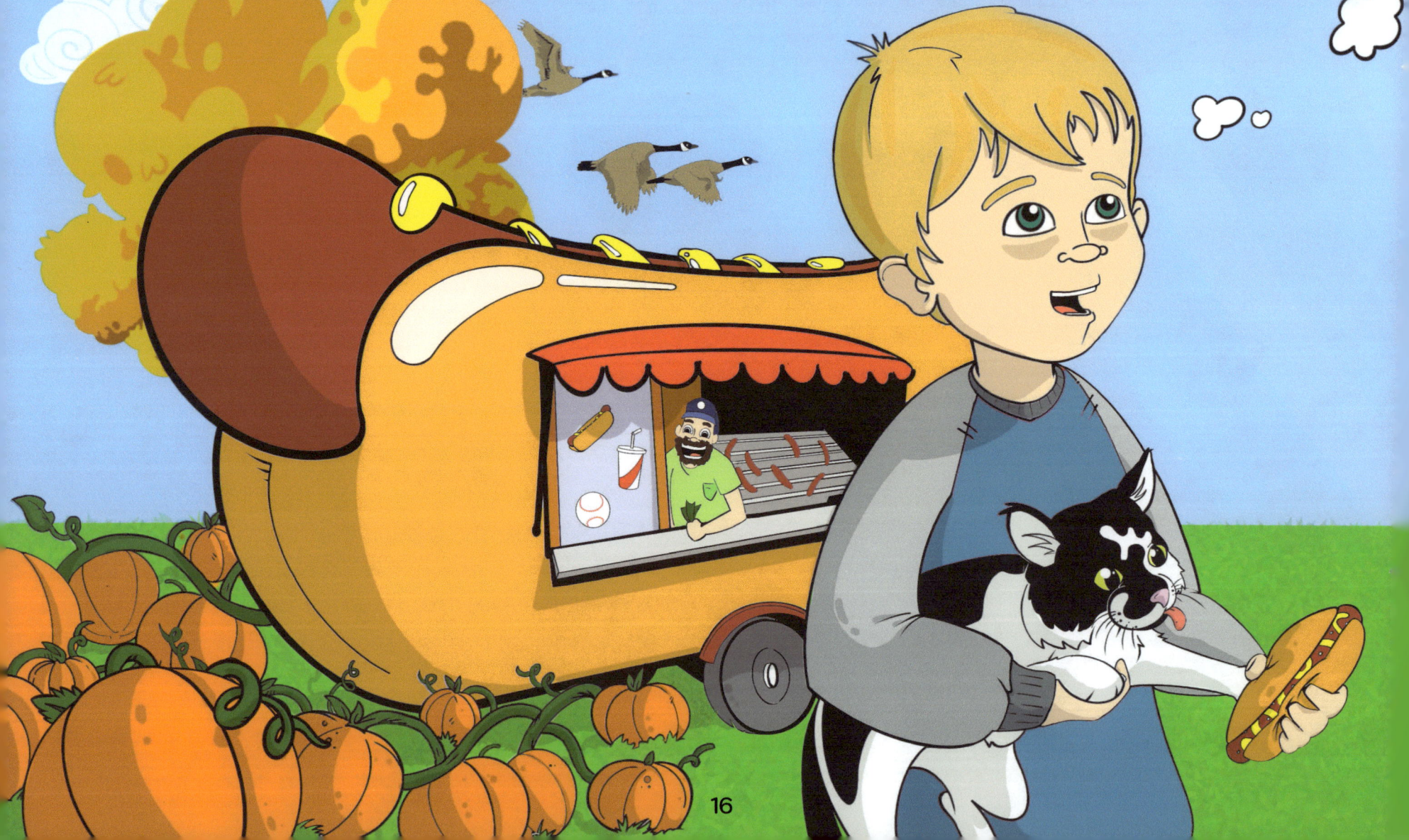

des hot-dogs en automne, du chocolat chaud en hiver

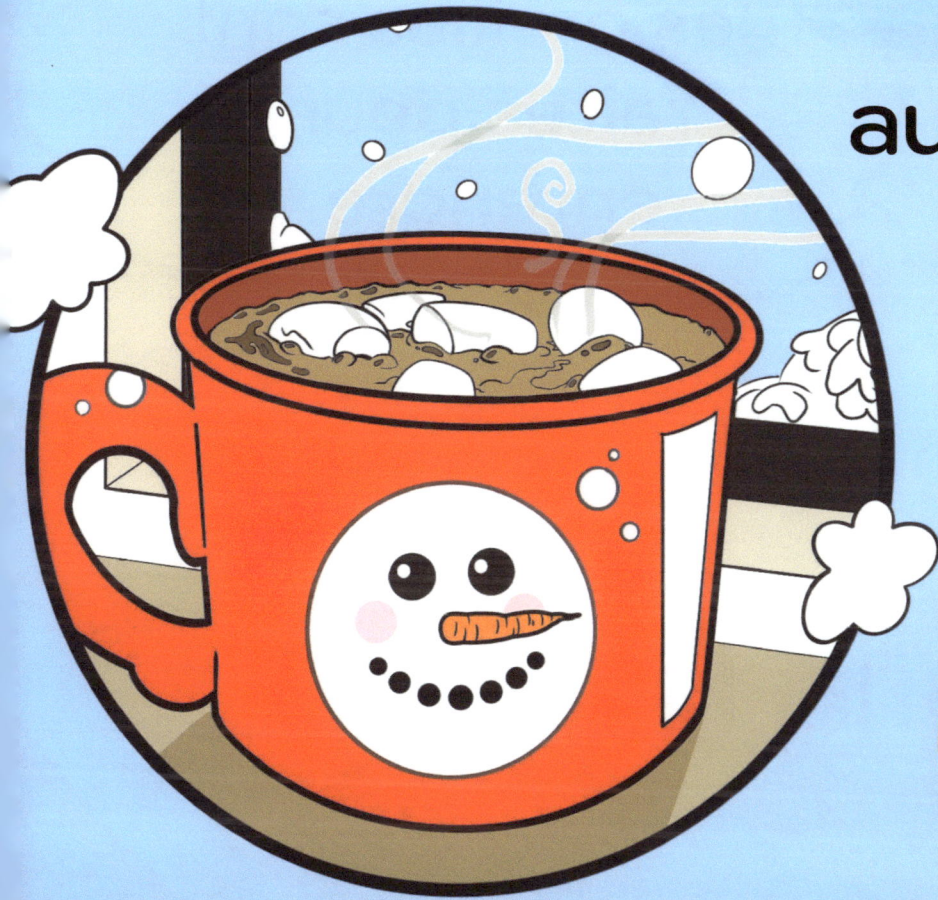

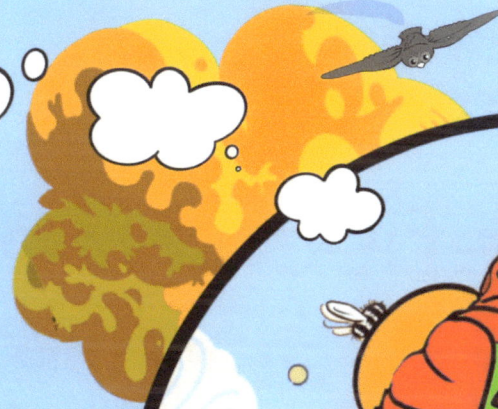

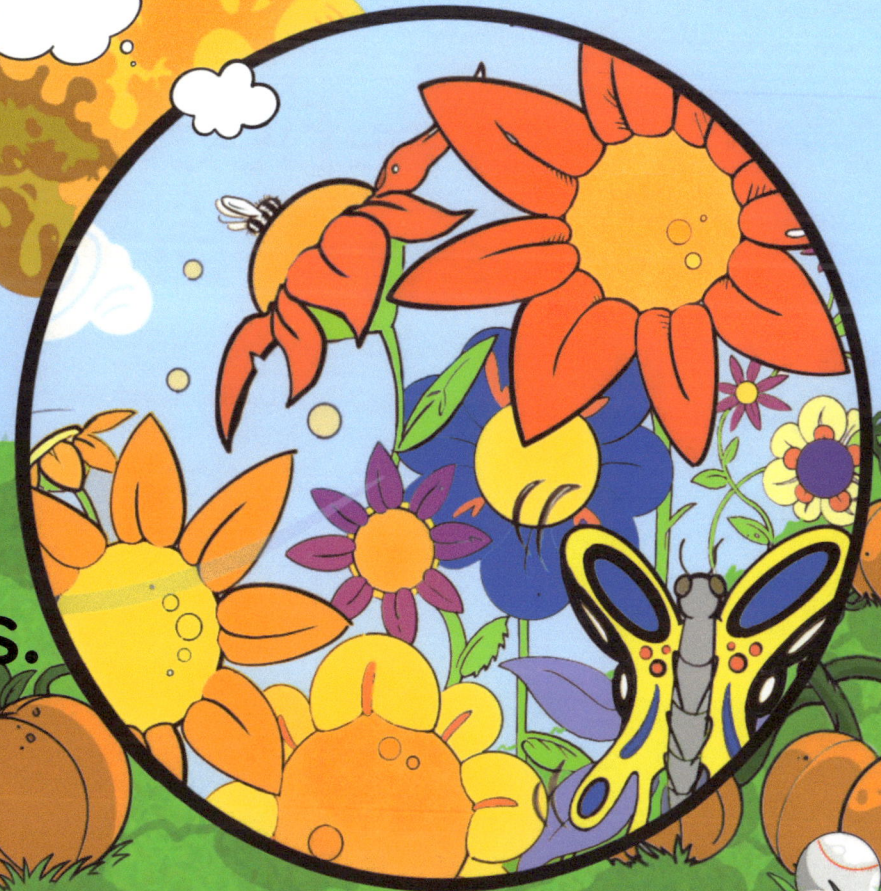

et des fleurs en éclosion au printemps.

Mes oreilles sont faites pour entendre

Mes yeux sont faits pour voir

Finn réfléchit, réfléchit et réfléchit encore.

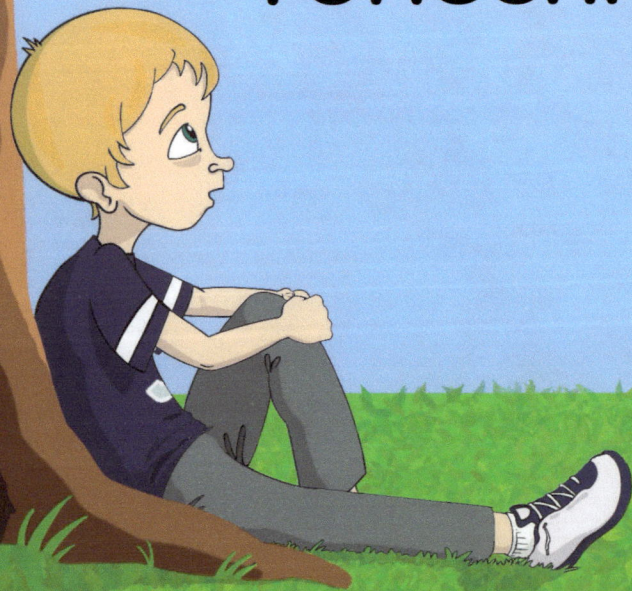

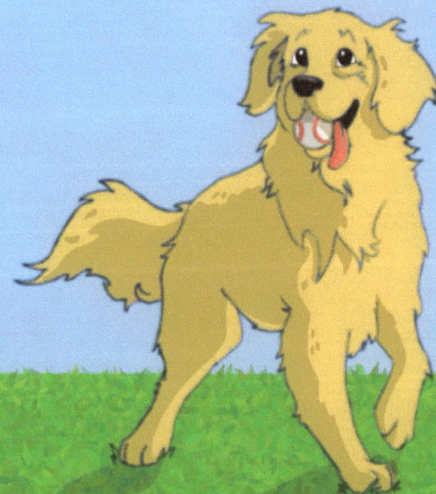

Ma bouche est faite pour manger et boire

MAIS mon NEZ est fait pour sentir et respirer.

Soudain, il réalisa que son nez avait cessé de fonctionner lorsqu'il avait commencé à respirer par la bouche.

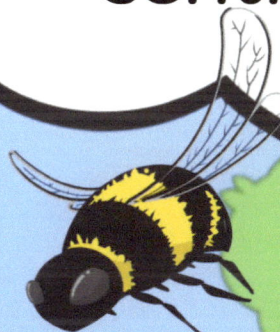

Donc...

PEUT-ÊTRE...

que s'il fermait la bouche, il pourrait à nouveau respirer par le nez ?

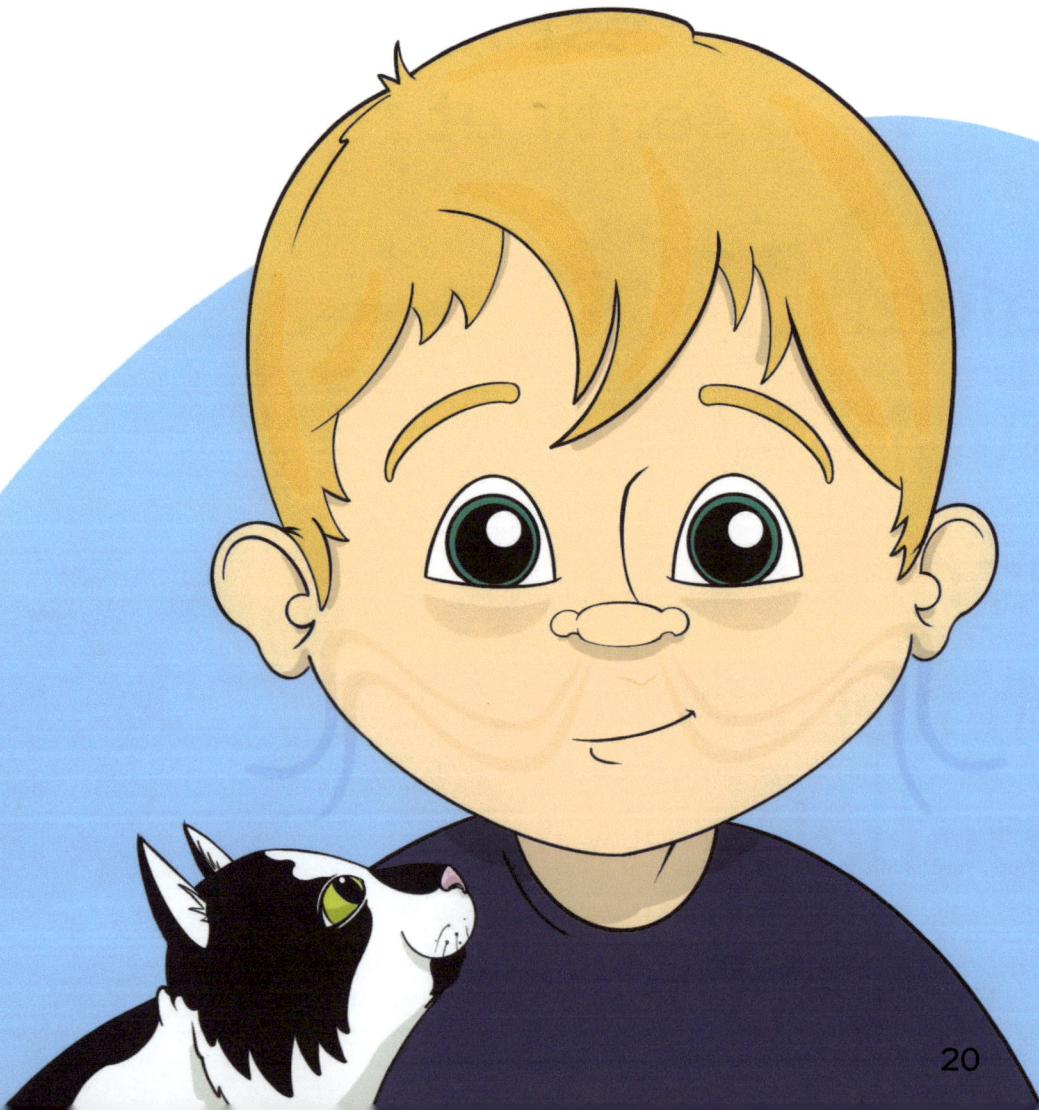

Finn ferma la bouche et essaya
de respirer par le nez.

Au début, son nez était encore très
BOUCHÉ mais... il sentit quelque
chose.

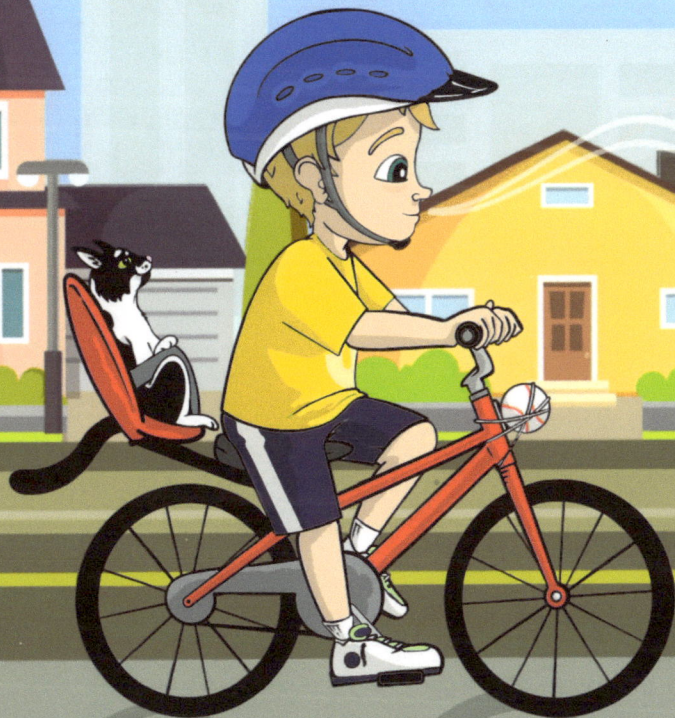

C'est ainsi que Finn prit une très

GRANDE décision...

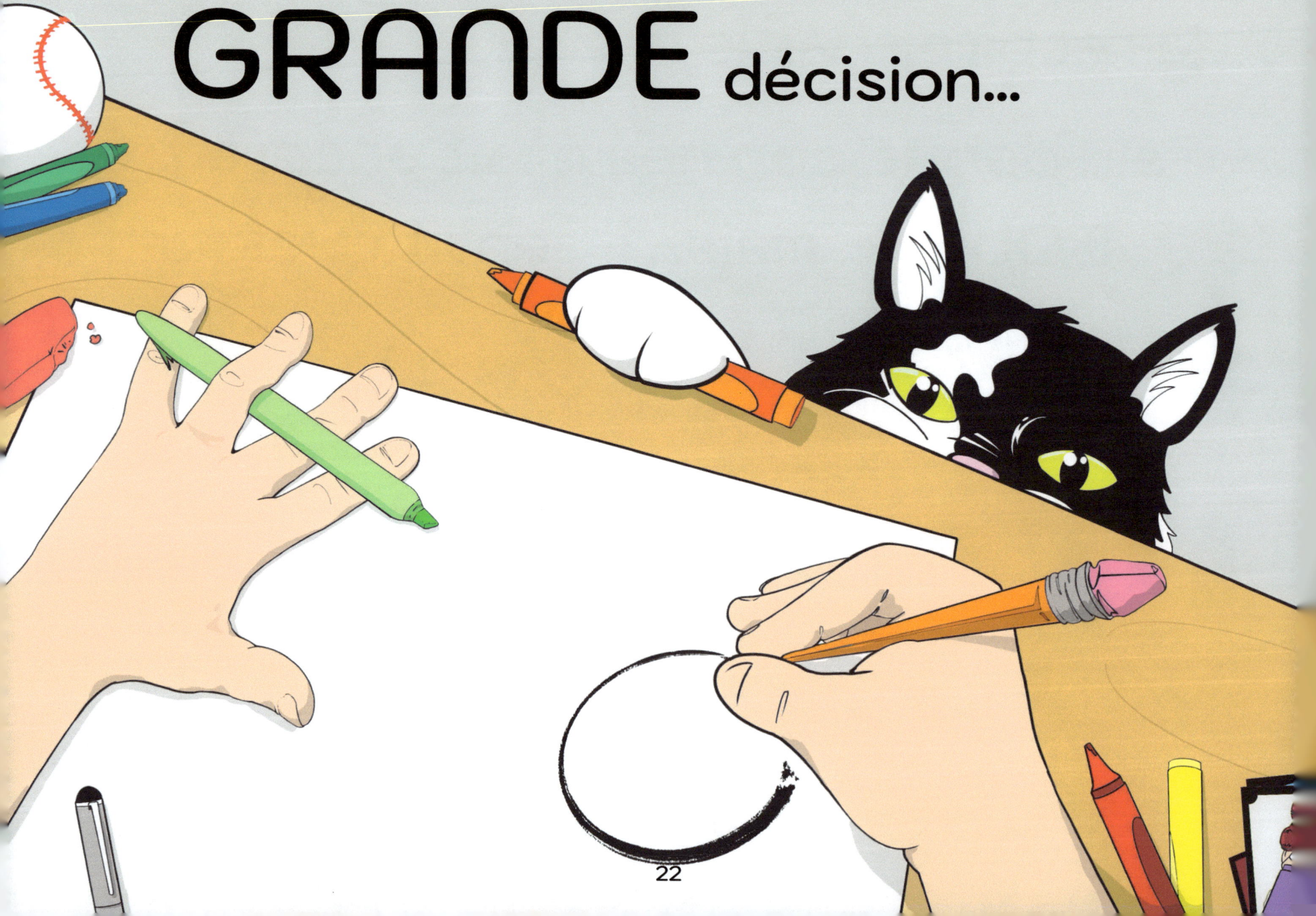

Il garderait la bouche fermée et respirerait UNIQUEMENT par le nez.

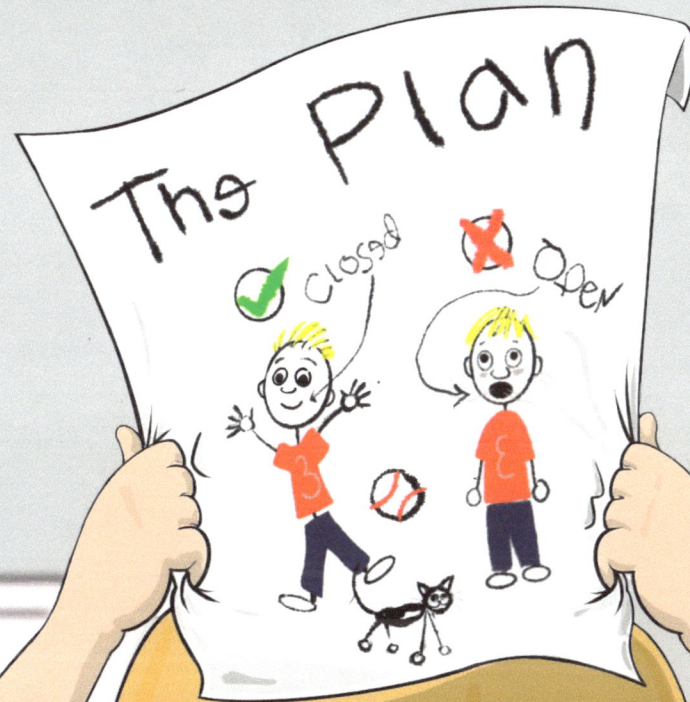

Tout au long de la journée, il se rappelait...

"Je dois garder la bouche fermée et respirer par le nez."

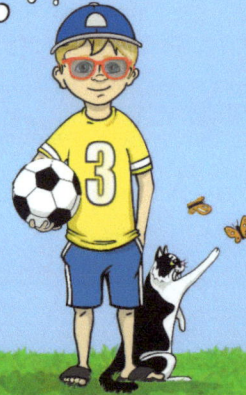

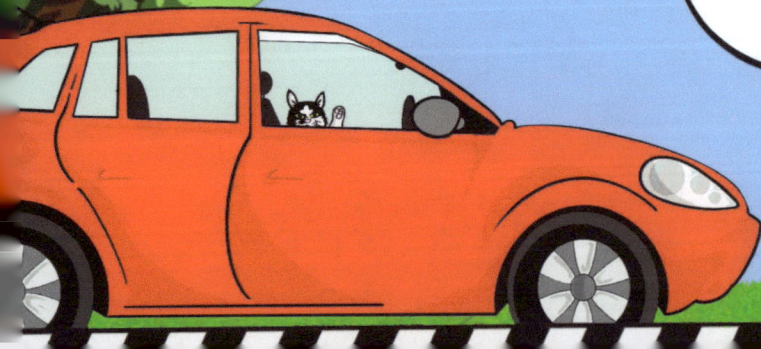

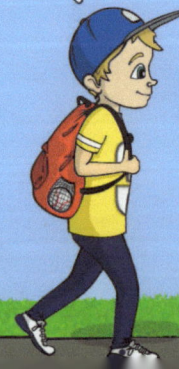

Sur le chemin de l'école, il se disait...

"Je dois garder la bouche fermée et respirer par le nez."

Sur l'aire de jeu, il disait...

"Je dois garder la bouche fermée et respirer par le nez."

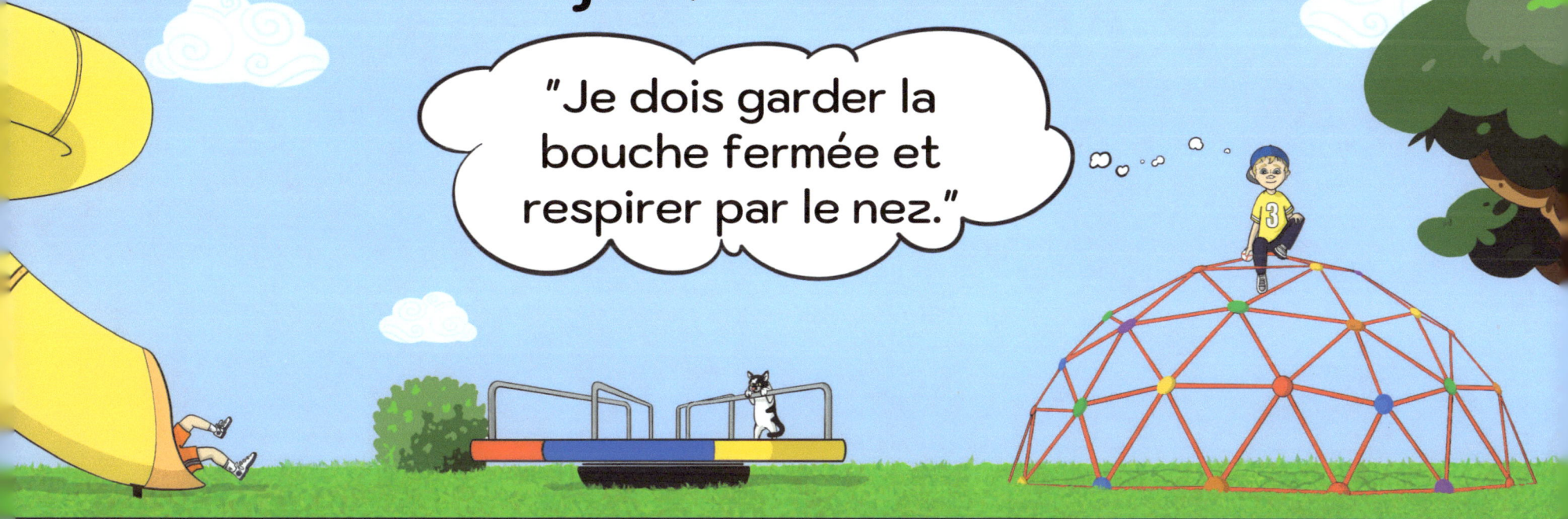

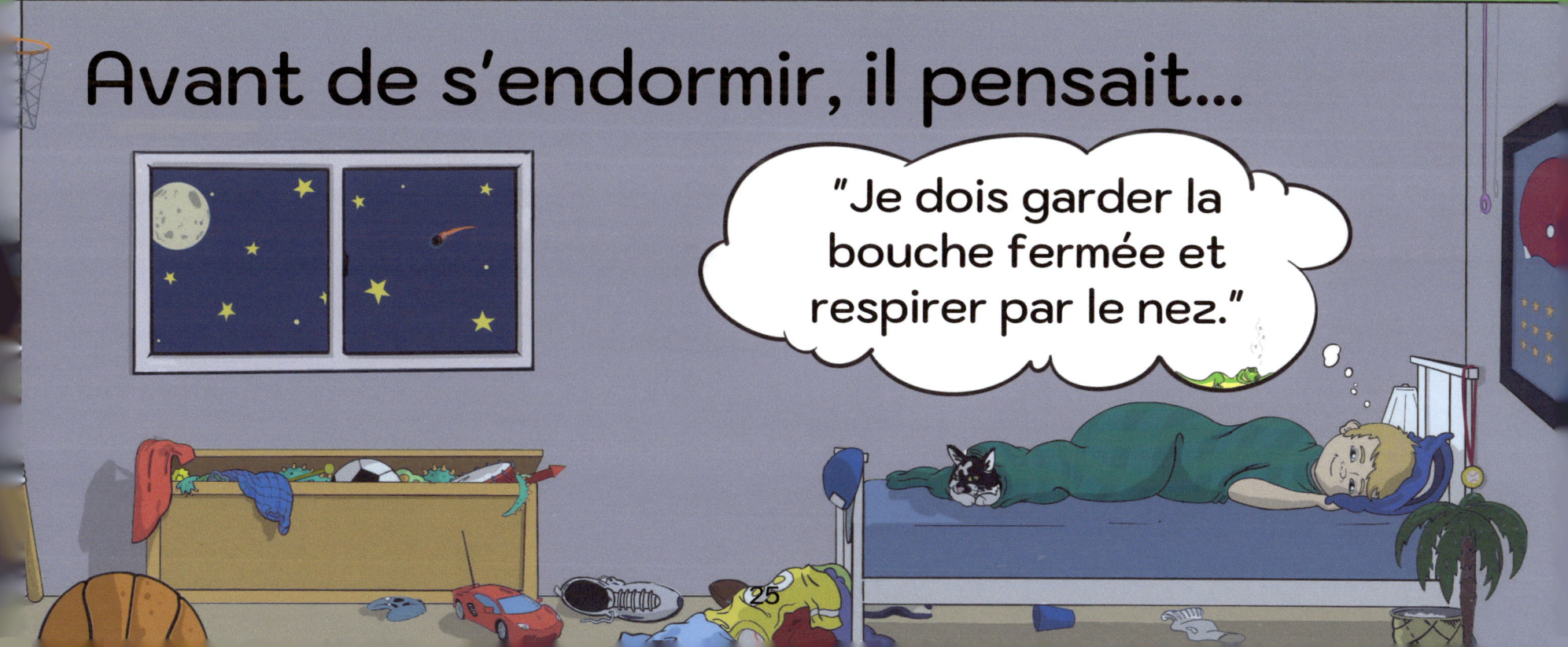

Avant de s'endormir, il pensait...

"Je dois garder la bouche fermée et respirer par le nez."

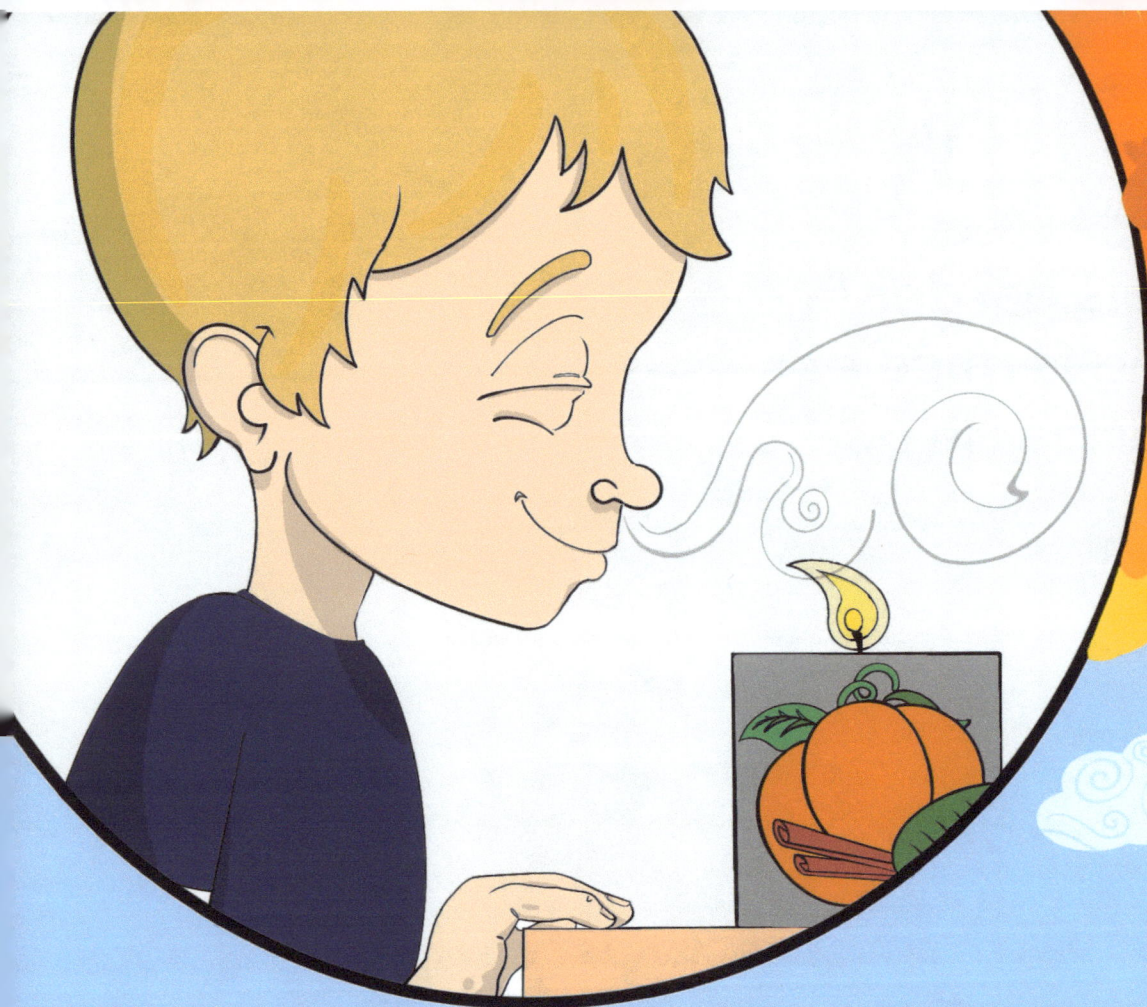

Après seulement une semaine, Finn
avait retrouvé de nouvelles et nombreuses
odeurs préférées ! Les bougies
aux épices à la citrouille de sa
mère et les biscuits aux pépites
de chocolat faits maison. 26

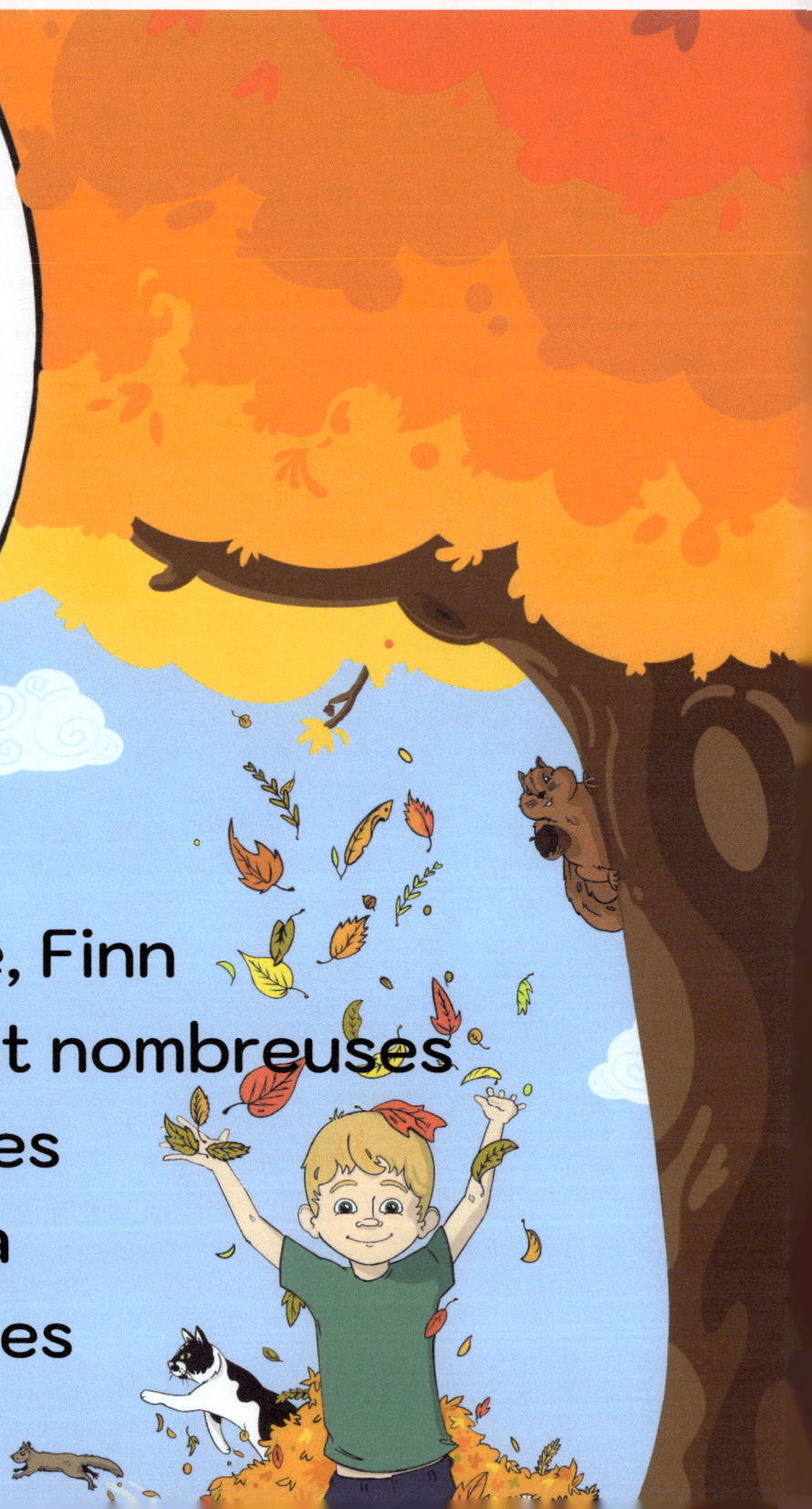

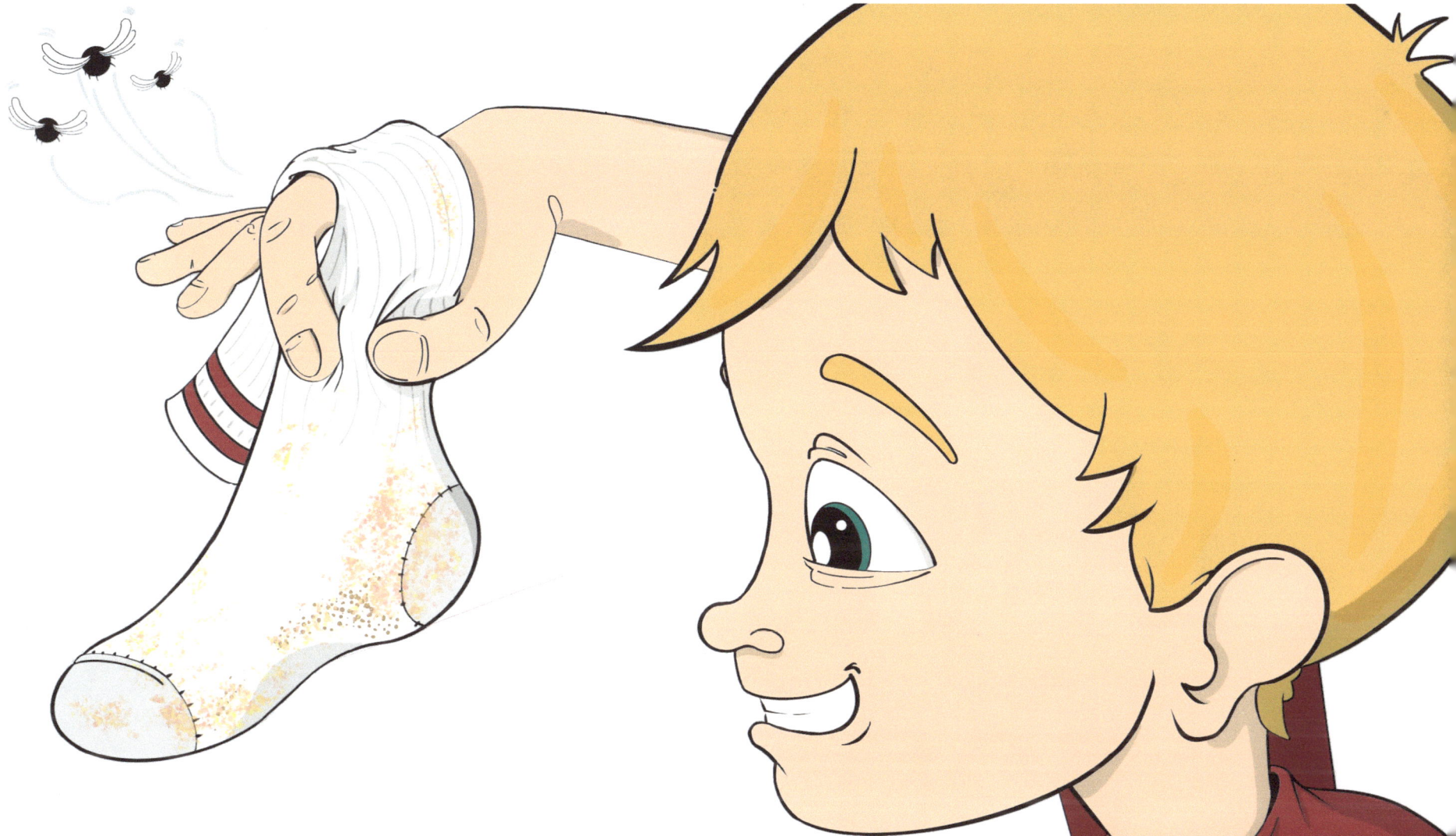

Et pour la première fois de sa vie, Finn ne trouvait même pas l'odeur des chaussettes puantes dérangeante.

IL L'AVAIT FAIT !

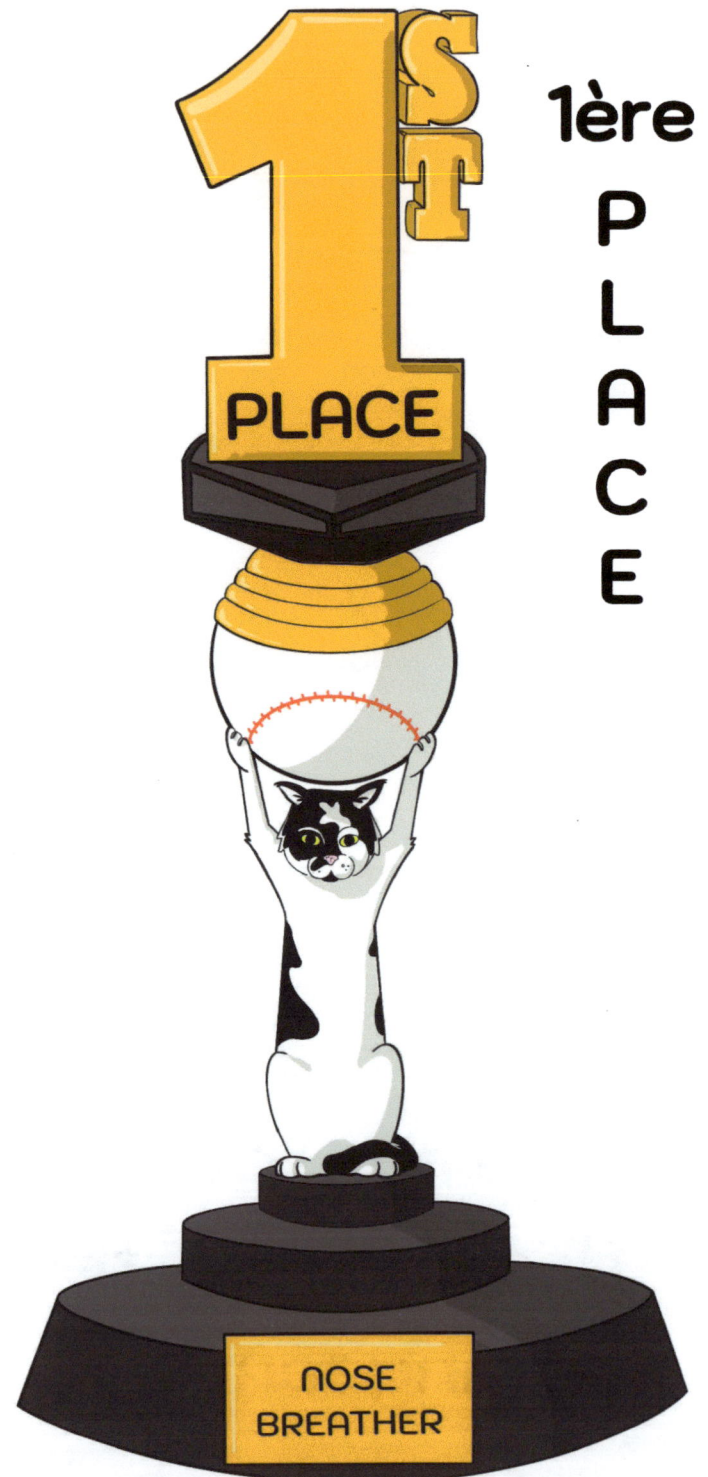

1ère PLACE

NOSE BREATHER

Champion de la respiration retrouvée

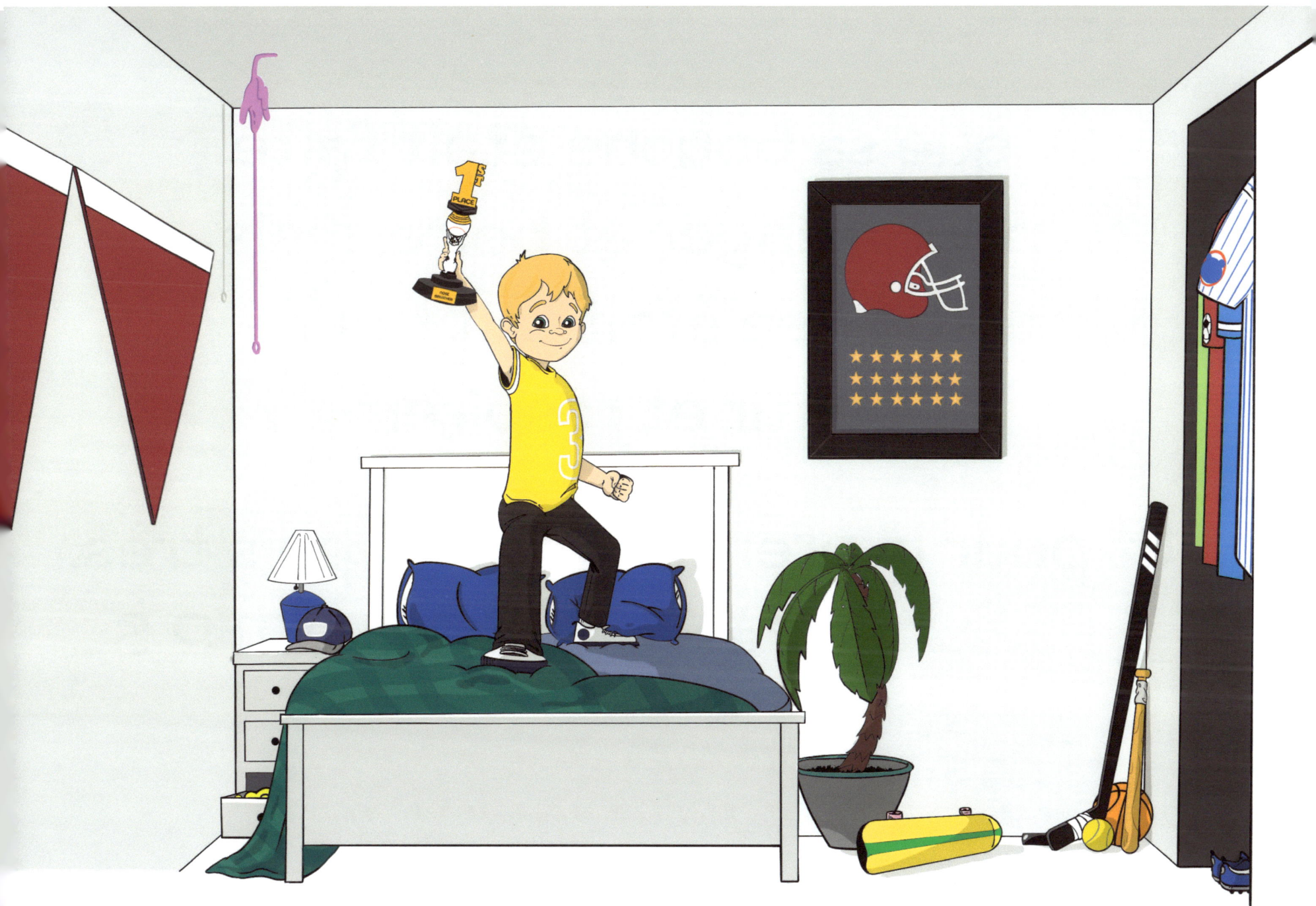

Finn avait réussi à refaire fonctionner son nez !
À partir de ce moment-là, il décida...

que sa bouche était faite
pour manger et boire, mais
son nez était fait pour
sentir et respirer.

Et pour la première fois depuis très,
très L O N G T E M P S...

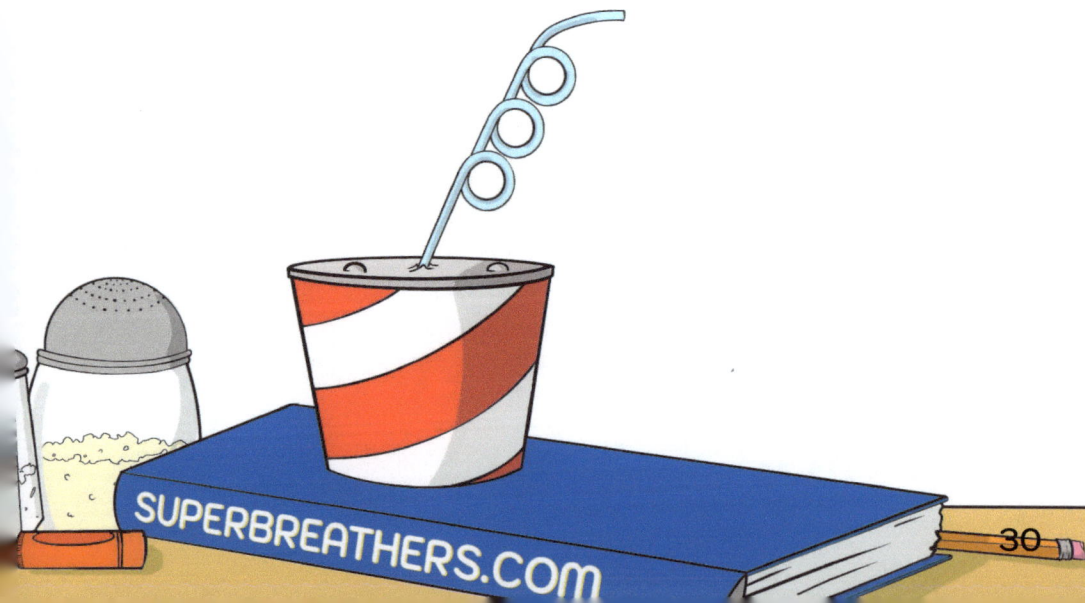

SUPERBREATHERS.COM

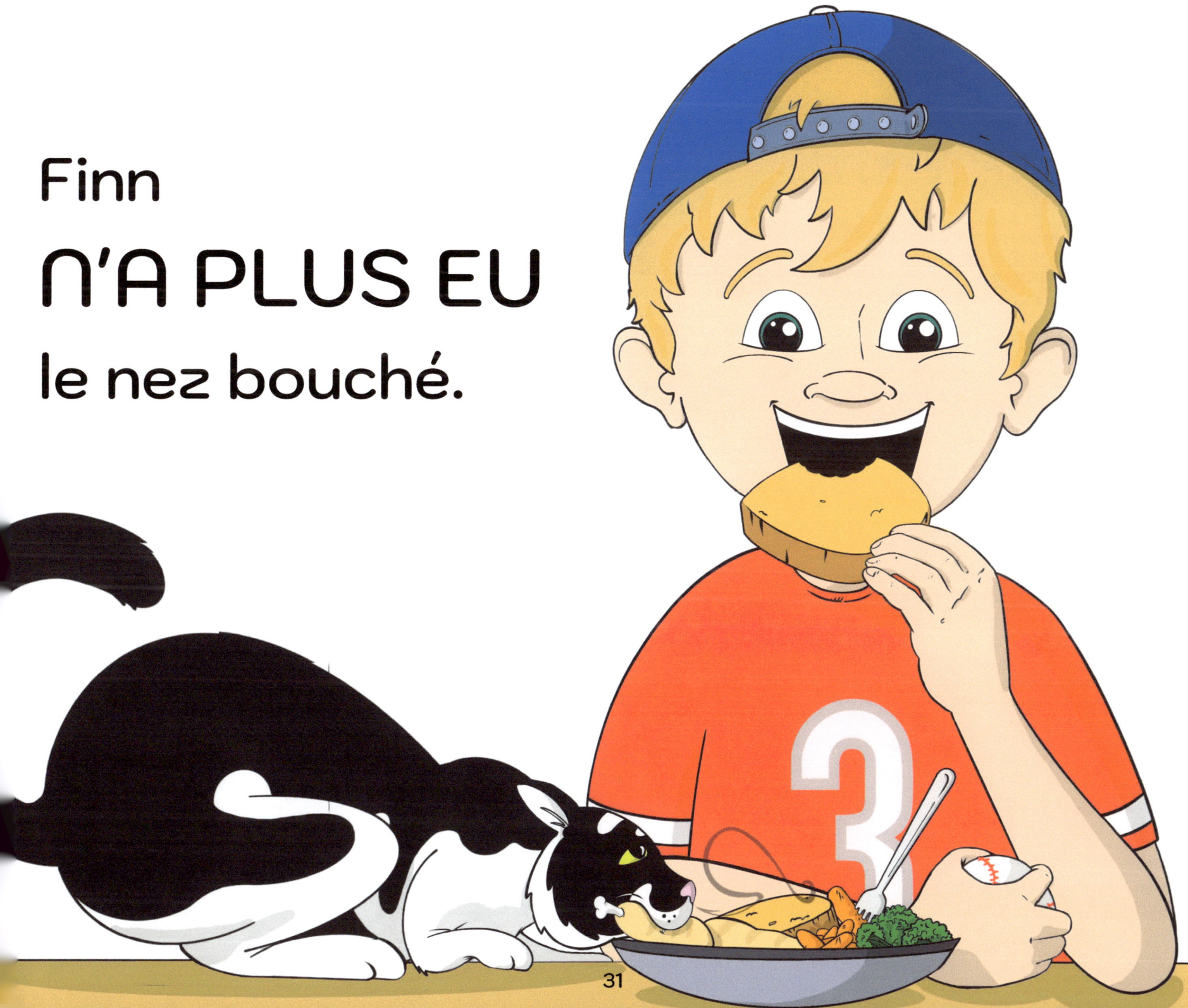

Finn

N'A PLUS EU

le nez bouché.

NOTRE HISTOIRE

Un livre pour enfants qui enseigne la différence entre la respiration par le nez et la respiration par la bouche ? C'est fou, n'est-ce pas ? En réalité, ce n'est pas le cas, et voici pourquoi :

Jusqu'à ce que notre fils, Finn, ait six ans, il ne dormait pas toute la nuit. Nous pensions avoir tout essayé. Nous étions fatigués. Il ne nous est jamais venu à l'esprit de regarder comment il respirait.

Regardez de près. Comment respire votre enfant ?

Il s'est avéré que Finn respirait par la bouche. Nous ne savions pas que sa respiration par la bouche entraînait une congestion nasale. Nous avons appris qu'une posture de bouche ouverte rend le sommeil réparateur plus difficile. La quantité de sommeil n'est pas forcément réparatrice, à moins qu'elle ne soit de qualité.

Il était un dormeur agité. Se tournant et se retournant, il appelait à l'aide à plusieurs reprises pendant la nuit. Sa respiration était laborieuse, il transpirait abondamment pendant les siestes et la nuit. Il faisait des cauchemars et avait des cernes sous les yeux. Malgré son réveil fatigué et ses bâillements, il débordait d'énergie tout au long de la journée. Il a développé de l'eczéma sur son visage et était tellement congestionné qu'il essayait de se moucher et de se dégager la gorge plusieurs fois par minute. Il était clairement en détresse.

Était-ce une question de physiologie ? D'allergies ? D'alimentation ?

Après des années de consultations médicales et de médicaments, nous n'étions pas plus proches de trouver la cause profonde. Jusqu'à une conversation avec un dentiste. Le dentiste nous a expliqué comment le nez filtre, réchauffe, purifie et humidifie l'air qui pénètre dans notre corps. La respiration par la bouche ne remplit pas cette fonction, mais peut entraîner une congestion nasale, une hypertrophie des amygdales et des végétations. La première étape pour résoudre son sommeil fragmenté et sa respiration désordonnée a été de transformer l'habitude de respiration de Finn, en passant de la respiration par la bouche à la respiration par le nez. C'était le début de notre parcours pour aider notre fils à mieux dormir et mieux respirer, mais c'était une première étape très cruciale. Notre intention avec "Le Petit Garçon au Nez Très Bouché" est d'aider votre petit à comprendre, grâce à une histoire captivante, que notre façon de respirer compte, et qu'avec une approche ciblée, vous et votre enfant pouvez devenir de super respirateurs par le nez.

Retrouvez-nous sur
SuperBreathers.com

REMERCIEMENTS

Merci, Jared,
pour ton souci du détail et ta créativité qui ont donné vie
à ce message important à travers tes illustrations.

Ma gratitude la plus profonde à Karl, Finn, mes parents,
ma famille et mes amis pour votre amour et votre soutien infinis - xoxo.

Un merci spécial à tous les cliniciens qui se consacrent
à aider les patients à obtenir une respiration
de qualité et un sommeil réparateur.

Enfin, je tiens à exprimer mes sincères remerciements à Stéphane
Montaubin, Léonore Montaubin, et Claire Bourdais pour leur précieuse
contribution à la traduction en français. Leur expertise et leur dévouement
ont grandement amélioré la qualité et l'exactitude de la traduction.

INTRODUCTION À L'ILLUSTRATEUR

Jared Kidwell est pasteur et illustrateur à Fort Collins, dans le Colorado.
Il est marié à sa merveilleuse épouse, Tylar, et ils ont deux filles incroyables.
Il détient une maîtrise en leadership chrétien et est passionné par
les personnes, les sports et tout ce qui se passe en plein air.

À PROPOS DE L'AUTEUR

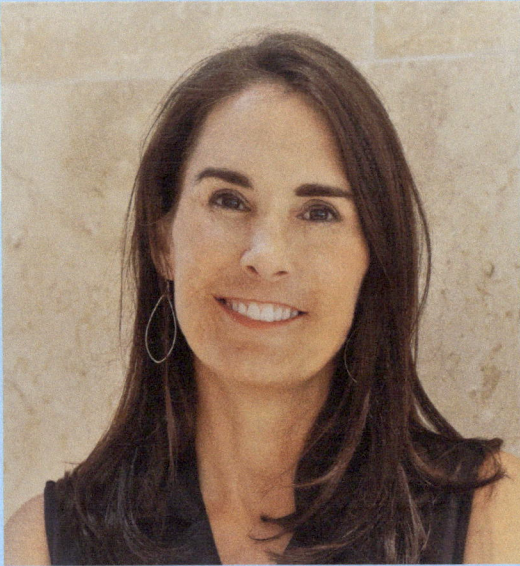

Rencontrez Kelley Richardson
Auteure, Conférencière, Influenceuse et Adepte de la respiration par le nez.

"Le Petit Garçon au Nez Très Bouché" est l'histoire de sa propre expérience en tant que parent luttant pour aider son jeune fils souffrant de congestion chronique, d'inflammation, de mauvais sommeil et d'agitation. Kelley espère susciter une prise de conscience sur la façon dont de simples changements dans la respiration et le sommeil peuvent entraîner des améliorations positives dans le comportement, la croissance et le développement.

Connectez-vous avec Kelley sur les réseaux sociaux et aidez à faire passer le message sur SuperBreathers.com